Sexualstörungen der Frau

Fortschritte der Psychotherapie
Manuale für die Praxis

herausgegeben von

Prof. Dr. Dietmar Schulte, Prof. Dr. Klaus Grawe
Prof. Dr. Kurt Hahlweg, Prof. Dr. Dieter Vaitl

Band 16

Sexualstörungen der Frau

von

Beatrix Gromus

Hogrefe · Verlag für Psychologie
Göttingen · Bern · Toronto · Seattle

Sexualstörungen der Frau

von

Beatrix Gromus

Hogrefe · Verlag für Psychologie
Göttingen · Bern · Toronto · Seattle

Prof. Dr. rer. nat. Beatrix Gromus, geb. 1948. 1970-1975 Studium der Psychologie und 1973-1978 Studium der Anthropologie in Kiel. 1978 Promotion. 1975-1978 Wissenschaftliche Mitarbeiterin am Anthropologischen Institut in Kiel, 1978-1980 an der Abteilung für Medizin-Soziologie und 1980-1994 Hochschulassistentin und Hochschuldozentin am Psychologischen Institut der Universität Freiburg. 1990 Habilitation. 1995 Verleihung der Apl-Professur. Seit 1975 als Psychotherapeutin und in der medizinischen und psychologischen Weiterbildung und im Bereich der Unternehmensberatung tätig. Seit 1994 selbständig tätig im Rahmen der Weiterbildung sowie Lehrtätigkeiten an den Universitäten Freiburg, Hamburg und Wien.

Wichtiger Hinweis: Der Verlag hat für die Wiedergabe aller in diesem Buch enthaltenen Informationen (Programme, Verfahren, Mengen, Dosierungen, Applikationen etc.) mit Autoren bzw. Herausgebern große Mühe darauf verwandt, diese Angaben genau entsprechend dem Wissenstand bei Fertigstellung des Werkes abzudrucken. Trotz sorgfältiger Manuskriptherstellung und Korrektur des Satzes können Fehler nicht ganz ausgeschlossen werden. Autoren bzw. Herausgeber und Verlag übernehmen infolgedessen keine Verantwortung und keine daraus folgende oder sonstige Haftung, die auf irgendeine Art aus der Benutzung der in dem Werk enthaltenen Informationen oder Teilen davon entsteht. Geschützte Warennamen (Warenzeichen) werden nicht besonders kenntlich gemacht. Aus dem Fehlen eines solchen Hinweises kann also nicht geschlossen werden, daß es sich um einen freien Warennamen handele.

Die Deutsche Bibliothek - CIP-Einheitsaufnahme

Ein Titeldatensatz für diese Publikation ist bei Der Deutschen Bibliothek erhältlich

---

© Hogrefe-Verlag GmbH & Co. KG, Göttingen · Bern · Toronto · Seattle 2002
Rohnsweg 25, D-37085 Göttingen

http://www.hogrefe.de
Aktuelle Informationen · Weitere Titel zum Thema · Ergänzende Materialien

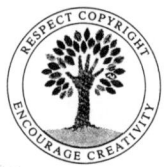
Satz: Beate Hautsch, Göttingen
Druck: Schlütersche GmbH & Co. KG, Verlag und Druckerei
Printed in Germany
Auf säurefreiem Papier gedruckt

ISBN 3-8017-1118-8

Inhaltsverzeichnis

Karten:
Leitfaden zur Diagnostik und Verhaltensanalyse
Paartherapie bei sexuellen Funktionsstörungen der Frau
Strukturhilfen für ein erstes Paargespräch
Modifikation der Paarbehandlung bei Vaginismus

Vorwort [*]

Sexualstörungen bei Frauen sind als relativ häufige Störung anzusehen. Sie beeinträchtigen die Lebensqualität u. a. auch deshalb, weil heute von jungen und älteren Frauen Sexualität als ein wichtiger Teil des Lebens, der zur Lebenszufriedenheit beiträgt, akzeptiert wird und sie sich bei Störungen auf das Recht auf zufriedenstellende Sexualität berufen können. Andererseits hat – und nicht zuletzt auch durch die Sexualwissenschaft – die „sexuelle Liberalisierung" seit den 60er Jahren den Druck auf Frauen erhöht, sexuell funktionieren zu müssen und, gemessen an „Normen", sich manchmal als davon abweichend zu erleben.

Wenn Therapeuten und Therapeutinnen Informationen zu weiblicher Sexualität erhalten möchten, so stoßen sie auf das männliche und weibliche Geschlecht parallelisierende Betrachtungsweisen, Beschreibungen und Studien (Tiefer, 1988; Richter-Appelt, 2000). Darüber hinaus wird in den Lehrbüchern zu sexuellen Störungen mit dem Verweis auf eine bessere Lesbarkeit auf eine geschlechtsdifferenzierende Sprache für die beteiligten Personen manchmal verzichtet. Deshalb finden sich Frauen in der Sprache, in der Beschreibung von Sexualität und deren Störungen häufig nicht wieder.

Aus diesen Gründen geht das vorliegende Buch auf die weiblichen sexuellen Störungen im Besonderen ein sowie dies für die männlichen von Kockott und Fahrner (2000) beschrieben wurde.

Hamburg, im Oktober 2001 Prof. Dr. Beatrix Gromus

[*] Ich danke der Germanistin Frau Studienrätin Marit Gromus, Frau Prof. Dr. Monika Bullinger, Herrn Dr. Dietrich Klusmann für die Durchsicht der Texte und die belebenden Diskussionen, dem Komponisten Herrn Sean Reed und Herrn Dr. Holger Schulz für die freundschaftlichen technischen Hilfen und meinen Kindern Lil Gromus und Milan Gromus für die Aufmunterungen.

1 Beschreibung der Störungsbilder

1.1 Definitionen

Sexuelle
Funktions-
störungen
Mit *Sexuellen Funktionsstörungen* werden alle Beeinträchtigungen der Sexualität bezeichnet, unabhängig von der Genese der Störungen. Sexuelle Funktionsstörungen sind gekennzeichnet durch:
- Beeinträchtigung des sexuellen Verhaltens und des Erlebens
- physiologische Beeinträchtigungen
- Störungen im sexuellen Ablauf des sexuellen Reaktionszyklus
- Störungen des Verlangens
- Schmerzen bei der sexuellen Interaktion
- Behinderung der gewünschten sexuellen Interaktion

Die Diagnose wird gestellt, wenn keine organisch oder psychiatrisch begründete Dysfunktion vorliegt.

Die sexuellen Störungen sind entweder anhaltend oder wiederkehrend. Bei einmaligem Auftreten, bei inadäquater Stimulation hinsichtlich der Dauer, der Intensität oder der Handlungen werden sie nicht diagnostiziert.

Kriterien für
sexuelle
Störungen
In der einschlägigen Literatur gibt es unterschiedliche diagnostische Kriterien und Klassifikationen. Kaplan (1983) unterscheidet nach Appetenz, Erregungs- und Orgasmusstörungen, während Arentewicz und Schmidt (1993) auf der Grundlage der Phasen der sexuellen Interaktion situative Bedingungen mitbetrachten, die die Dauer, die Häufigkeit und den Schweregrad der Störung berücksichtigen. Zimmer (1985) bezieht weitere Informationen über organische Befunde, sexuelle Vorlieben, psychopathologische Befunde und die Art der Partnerbeziehung in die Diagnostik und Gromus (1993) darüber hinaus die Erfassung von kommunikativen und sexuellen Ressourcen mit ein. Solche Ansätze zur Klassifikation von sexuellen Störungen, die nicht nur am sexuellen Funktionieren orientiert sind, helfen in der therapeutischen Praxis weiter und berücksichtigen auch die sexuellen Bedürfnisse von Frauen.

Berücksichti-
gung weiblicher
Vorstellungen
Die existierenden Diagnosesysteme sind aus unterschiedlichen Gründen unzureichend, indem sie auf bestimmte Probleme für Frauen und ihre Partner nicht eingehen. Die Einteilungen, die sich an Phasen eines Koitus orientieren, verweisen auf eine Ideologie, dass Sexualität zwangsläufig mit dem Koitus zu enden hat. Dies lässt wenig Raum für andere nicht genital orientierte erotische und sexuelle Aktivitäten, die für viele Frauen bedeutsam sind.

Das DSM-IV bietet dabei einige auch therapeutische Vorteile gegenüber dem ICD-10. So berücksichtigt es neben dem Leiden an der sexuellen Störung den Beginn der Störung, den Kontext sowie ätiologische Faktoren. Im DSM-IV können darüber hinaus *Sexuelle Funktionsstörungen aufgrund eines Medizinischen Krankheitsbildes* und *Substanzinduzierte Sexuelle Funktionsstörungen* diagnostiziert werden. Im ICD-10 kann bei sexuellen Störungen durch eine Erkrankung nur auf die Kategorie *Schmerz und andere Zustände im Zusammenhang mit den weiblichen Genitalorganen und dem Menstruationszyklus* zurückgegriffen werden. Das ist deshalb bedauerlich, weil das Augenmerk der Untersucher und Untersucherinnen nicht über die Erkrankung hinaus auch auf die Beeinträchtigung der sexuellen Funktionen gerichtet wird. Dadurch fällt es z. B. schwerer, Frauen mit einer somatischen Grunderkrankung und sexuell beeinträchtigenden Folgen sexuell zu beraten und Chronifizierungen auch nach der Behebung der Grunderkrankung therapeutisch zu berücksichtigen.

Das für die Klassifikation und die anschließende Therapie differenziertere Klassifikationssystem DSM-IV bietet sich gegenüber dem ICD-10 für das praktische Vorgehen eher an. Da aber erste Ansprechpartner von sexuellen Störungen von Frauen Ärzte oder Ärztinnen sind, und nicht Psychotherapeuten oder Psychotherapeutinnen, und diese das ICD-10 mehr gewohnt sind, werden im Folgenden die Störungen nach dem ICD-10 und dem DSM-IV nebeneinander dargestellt. Wenn Unterschiede vorhanden sind, so wird darauf hingewiesen (s. a. Tabelle 1, S. 5).

1.2 Sexuelle Funktionsstörungen bei Frauen

Sexuelle Funktionsstörungen (synonym: funktionelle Sexualstörungen) werden im ICD-10 unter den „psychischen und Verhaltensstörungen" angegeben, eingegrenzt auf „Verhaltensauffälligkeiten mit körperlichen Störungen und Faktoren" F50 – F59):

Der Oberbegriff lautet „Sexuelle Funktionsstörungen, nicht verursacht durch eine organische Störung und Krankheit" (F52):

ICD-10-Definition
Sexuelle Funktionsstörungen verhindern die von der betroffenen Person gewünschte sexuelle Beziehung. Die sexuellen Reaktionen sind psychosomatische Prozesse, d. h., bei der Entstehung von sexuellen Funktionsstörungen sind sowohl psychologische als auch somatische Prozesse beteiligt.

3

Die sexuellen Funktionsstörungen sind gekennzeichnet durch eine Auffälligkeit des sexuellen Verlangens und der psychophysiologischen Veränderungen, die den sexuellen Reaktionszyklus charakterisieren und die deutliches Leiden und zwischenmenschliche Schwierigkeiten verursachen.

Im DSM-IV wird das subjektive Leiden an der Störung berücksichtigt – folgende therapierelevante Aspekte werden diagnostiziert:
- Art und Beginn der Störung (lebenslang vs. erworben)
- Kontext (generalisiert: nicht begrenzt auf Situationen; situativ: nur in bestimmten Situationen auftretend)
- Ätiologische Faktoren (psychische Faktoren im Vordergrund vs. kombinierte Faktoren: psychische und Krankheitsfaktoren, die die Störung nicht vollständig erklären).

Somatische Mitverursachung

Sexuelle Funktionsstörungen, deren Ursache organisch bedingt sind, werden im ICD-10 explizit ausgeschlossen. Bei den einzelnen Störungen werden aber somatische Prozesse als mitbeteiligt angesehen (Multimodales Modell).

Fallbeispiel

Eine Frau kann bisher in entspannten Situationen Sexualität genossen haben, nach der Geburt eines Kindes, vermutlich auch durch die Sexualität reduzierende Wirkung des Prolaktin (Milch produzierendes Hormon), und nach Nächten mit wenig Schlaf aber bestürzt bemerken, dass sie keine Lust mehr auf Sex hat. Weil sie nun Ungeduld bei ihrem Partner zu bemerken glaubt, geht sie dann auf sexuelle Angebote ein, ohne sexuelle Lust zu verspüren; u.U. wird ihre Scheide nicht feucht und es schmerzt ein wenig. Beim nächsten Mal geht sie wieder ohne eigene Wünsche nach Sex auf ihren Partner ein, und hat Angst, dass es wieder weh tut.

An diesem Fall wird ein ganzes Ursachenbündel deutlich. Ihre bisherige Zufriedenheit vergleicht die Frau mit dem Jetztzustand; aber auch Einstellungen wie „es muss alles wie früher sein", oder „ein Mann muss Sex haben" aber auch Angst, nicht mehr eine normal „funktionierende" Frau zu sein, können eine Rolle spielen. Körperliche Erschöpfung und Angespanntheit bei der Aufnahme der sexuellen Interaktion sowie bereits erlebter Schmerz beeinflussen das Erleben. Aus dieser Konstellation kann ein weiterer „Lustverlust" entstehen, der zu einem Teufelskreis wird: die Konzentration auf das Einsetzen von Lust und die Angst, dass es weh tun könnte,

Vermeidung von Sexualität

führt zur Erwartung von Schmerzen und dann zur Vermeidung von Sexualität. Schon Zärtlichkeiten werden vermieden, weil sie beim Sex enden könnten. Solche Verläufe haben dann auch einen Einfluss auf die Partner-

4

beziehung. Somatische und psychische Bedingungen wirken auf diese Weise auf die Entwicklung von sexuellen Störungen ein.

Tabelle 1:

Sexuelle Funktionsstörungen der Frau
(mit ICD-10 und DSM-IV-Nummern, modifiziert nach Strauß, 2001)

ICD-10		DSM-IV	
F52.0	Mangel oder Verlust von sexuellem Verlangen	302.71	Störungen mit hypoaktivem Verlangen
F52.1	sexuelle Aversion und mangelnde sexuelle Befriedigung		
F52.10	sexuelle Aversion	302.79	Störungen mit sexueller Aversion
F52.11	mangelnde sexuelle Befriedigung	302.70	Nicht näher bezeichnete sexuelle Funktionsstörungen
F52.2	Versagen genitaler Reaktionen	302.71	Störung der sexuellen Erregung bei der Frau
F52.3	Orgasmusstörungen	302.73	Orgasmusstörung der Frau
F52.5	nicht organischer Vaginismus	306.51	Vaginismus
F52.6	nicht organische Dyspareunie	302.76	Dyspareunie
F52.7	gesteigertes sexuelles Verlangen		Diagnose nicht vorhanden
F52.8	sonstige nicht organische sexuelle Funktionsstörungen		
F52.9	nicht näher bezeichnete nicht organische sexuelle Funktionsstörungen	302.70	nicht näher bezeichnete sexuelle Funktionsstörungen

1.2.1 Mangel oder Verlust von sexuellem Verlangen (Inappetenz)

ICD-10 F52.0: Mangel oder Verlust von sexuellem Verlangen
Der Verlust des sexuellen Verlangens ist das Grundproblem und beruht nicht auf anderen sexuellen Störungen wie Dyspareunie.

DSM-IV 302.71: Störung mit verminderter sexueller Appetenz
Anhaltender oder wiederkehrender Mangel an (oder Fehlen von) sexuellen Phantasien und des Verlangens nach sexueller Aktivität. Der Untersucher/die Untesucherin beurteilt den Mangel oder das Fehlen unter Berücksichtigung von Faktoren, die die sexuelle Funktionsfähigkeit beeinflussen, wie Lebensalter und Lebensumstände der Person.

Diese Störung wird zuweilen auch als Inappetenz, als Appetenz- oder Libidomangel oder -störung, sexuelle Unlust oder Aversion bezeichnet.

Es besteht bei den betroffenen Frauen ein Mangel bzw. ein im Vergleich zu früher verringertes Interesse an sexuellen Aktivitäten. Dieser Mangel ist

Resignative Duldung von Sexualität

5

häufig verbunden mit einer zunehmenden Vermeidung oder einer resignativen Duldung von interaktionellem sexuellem Verhalten des Partners. Dulden ist besonders problematisch, da dadurch sexuelle Situationen immer mehr vermieden werden. Es kommt dabei nicht zu sexuellem Vergnügen, sondern wegen der mangelnden Lubrikation (Feuchtwerden der Scheide) zu Schmerzen und Missempfindungen. Eine kleine Gruppe von Frauen scheint dennoch einen Orgasmus zu haben, der allerdings in der Regel als nicht befriedigend erlebt wird. Die meisten Frauen mit Erregungsstörungen haben auch eine Orgasmusstörung, die zusätzlich diagnostiziert werden kann.

Verdeckte andere Störungen Bei manchen Frauen verbergen sich hinter dieser Störung noch weitere sexuelle Funktionsstörungen: z. B. sexuelle Aversion, mangelnde sexuelle Befriedigung oder ein Versagen genitaler Reaktionen (s. Kap. 1.2.3); auch ein Vaginismus kann in Frage kommen.

Obwohl es sinnvoll ist, das subjektive Leiden als wichtiges Kriterium der Behandlungsbedürftigkeit anzusehen, können normative Anhaltspunkte hilfreich bei der Beurteilung der Störung sein, um überhöhten subjektiven Normierungen etwas entgegensetzen zu können. Wünsche oder Unzufriedenheiten des Partners (oder einer lesbischen Partnerin) dürfen als Diagnosekriterium nicht benutzt werden.

Hinweise auf Partnerprobleme Kockott (1977) geht von einer Störung des Verlangens aus, wenn die Frau weniger als einmal pro Monat sexuelle Wünsche berichtet. Schiavi und Schreiner-Engel (1986) legen die Zeitspanne auf 14 Tage fest.

Besteht Lust auf Selbstbefriedigung, wird sie auch angewandt oder werden sexuelle Tagträume mit körperlichen Reaktionen berichtet, kann dies als Hinweis auf Partnerprobleme betrachtet werden. Es wird aber dann nicht als Mangel oder Verlust von sexuellem Verlangen diagnostiziert. Primär vorhandene Störungen kommen seltener als sekundäre Störungen vor. Ihnen liegen meist problematische sexuelle und soziale Sozialisationen zugrunde.

> **Beachte:** Im Lebensverlauf gibt es immer wieder Phasen, in denen die Bedeutung von Sexualität zurücktritt, ohne dass dies als sexuelle Störung zu diagnostizieren ist. Berufliche Anspannung, Lebenskrisen, aber auch Krankheiten werden von Frauen gemeistert, ohne dass sich eine sexuelle Störung chronifiziert.

1.2.2 Sexuelle Aversion und mangelnde sexuelle Befriedigung

> ### ICD-10 F52.1: Sexuelle Aversion und mangelnde sexuelle Befriedigung (F52.10 Sexuelle Aversionen; F52.11 mangelnde sexuelle Befriedigung)
>
> Entweder ist der Bereich sexueller Partnerbeziehungen mit so großer Furcht oder Angst verbunden, dass sexuelle Aktivitäten vermieden werden (sexuelle Aversion) oder sexuelle Reaktionen verlaufen normal und ein Orgasmus wird erlebt, aber ohne die entsprechende Lust daran (Mangel an sexueller Befriedigung).

> ### DSM-IV 302.79: Störung mit sexueller Aversion
>
> Anhaltende oder wiederkehrende extreme Aversion gegenüber und Vermeidung von jeglichem (oder fast jeglichem) genitalen Kontakt mit einem Sexualpartner.

Zu F52.10 sexuelle Aversionen: Bei der sexuellen Aversion steht die Angst vor der sexuellen Betätigung als Auslöser für die Abwehr bzw. Vermeidung ganz im Vordergrund. Frauen berichten auch von Ekelgefühlen schon beim Gedanken an Sex. Diese Empfindungen sind zuweilen an Ausdünstungen des anderen oder auch des eigenen Körpers gebunden, insbesondere an den Penis oder das Ejakulat des Mannes, und verweisen auf in der Erziehung vermittelte Tabus, aber auch auf unangenehme bis gewalttätige Erfahrungen (Hoyndorf et al., 1995). *(Angst vor Sexualität)*

Die Grenzen zwischen einer sexuellen Aversion und dem Mangel bzw. Verlust von sexuellem Verlangen sind nicht eindeutig. Überwiegt eine starke Abneigung gegenüber einer Vermeidung von Sex, so wird eine sexuelle Aversion diagnostiziert, da das therapeutische Vorgehen sich in diesem Fall mehr auf die Überwindung dieser häufig spezifischen Aversionen konzentrieren kann (s. Kapitel 5.2.4.3).

Zu F52.11 mangelnde sexuelle Befriedigung (DSM-IV 302.70: Nicht näher bezeichnete sexuelle Funktionsstörung): Wenn sexuelle Aktivitäten von der Frau unternommen werden und die körperlichen Reaktionen einen Geschlechtsverkehr zulassen, sogar ein Orgasmus geschildert wird, fühlt sie sich trotzdem unbefriedigt, gemessen an früheren Erfahrungen. Besonders vermissen diese Frauen ihre erotischen Gefühle, die sie nicht mehr registrieren oder nur im Ansatz noch vorhanden sind. Dieser Mangel kann durch besonders hohe Erwartungen an die Sexualität, durch Partnerprobleme sowie ungünstige sexuelle und soziale Lebensbedingungen miterklärt werden. Das unbefriedigte Gefühl steht auch nicht selten im Zusammenhang mit Abneigungen, die manchmal erst im Verlauf einer Therapie deutlich *(Verlust an erotischen Gefühlen)*

7

werden. In jedem Fall sollte dann aber ausgeschlossen sein, dass es tatsächlich Anlass zu Ekel gibt z. B. durch Unsauberkeit, Schweiß- oder Essensgerüche, die über das erträgliche Maß hinausgehen.

1.2.3 Erregungsstörung, Versagen genitaler Reaktionen

ICD-10 F52.2: Versagen genitaler Reaktionen

Bei Frauen ist das Hauptproblem mangelnde oder fehlende vaginale Lubrikation.

DSM-IV 302.72: Störung der sexuellen Erregung bei der Frau

Anhaltende oder wiederkehrende Unfähigkeit, Lubrikation und Anschwellung der äußeren Genitale als Zeichen genitaler Erregung zu erlangen oder bis zur Beendigung der sexuellen Aktivität aufrecht zu erhalten.

Mangelnde Durchblutung der Geschlechtsorgane

Bei *Erregungsstörungen* (Versagen genitaler Reaktionen) treten die physiologischen genitalen Reaktionen (Lubrikation, Durchblutung der Geschlechtsorgane) bei sexueller Stimulation in geringem Ausmaß bzw. gar nicht auf oder sie verlieren sich wieder. Geschlechtsverkehr ist möglich, die Frauen erleben keine oder schwache Erregungs- oder Lustgefühle. Da es nicht zur Lubrikation kommt, empfinden die Frauen Schmerzen. Diese Störung kann auf den Geschlechtsverkehr generell oder auf einen bestimmten Partner beschränkt sein, aber auch bei der Masturbation oder sexuellen Phantasien auftreten. Erregungsstörungen gehen häufig mit Orgasmusstörungen einher; diagnostiziert werden können beide Störungen.

Erregungsstörungen treten im sexuellen Leben der Frau häufiger auf, ohne dass dies einen Störungswert haben muss, besonders dann, wenn die Frau Attributionen vornehmen kann, die das Zeitweilige und Vorübergehende betonen. Zeitweiliges Versagen der genitalen Reaktionen entsteht durch gesundheitliche Beeinträchtigungen, beruflichen oder familiären Stress und Partnerschaftskonflikte. Manche Frauen sind dabei in der Lage, sexuell mitzumachen, die Nähe mit dem Partner zu genießen, empfinden aber kaum sexuelle Lust, sind jedoch nicht unzufrieden, weil sie darauf vertrauen, dass sich die Gefühle wieder einstellen werden, wenn die Probleme gelöst sind. Darüber hinaus müssen Frauen auch nicht so ängstlich auf ein äußerlich sichtbares Zeichen ihrer Erregung achten (wie ein Mann), so dass das Risiko eines Selbstverstärkungsmechanismus (s. Kapitel 2) nicht ganz so hoch ist.

Beachte: Wenn Frauen Sexualität vermeiden, lehnen sie auch oft die körperliche Nähe ab. Solche Vermeidungen erleben die Partner dann als Ablehnung und glauben, nicht mehr attraktiv genug für ihre Frauen zu sein.

8

Eine Erregungsstörung kann primär vorhanden sein, ist aber selten. Solche Frauen schützen sich schon zuweilen durch die Wahl von Männern, die schnellen Sex bevorzugen.

1.2.4 Orgasmusstörung

ICD-10 F523: Orgasmusstörung
Der Orgasmus tritt nicht oder nur stark verzögert ein.

DSM-IV 302.73: Weibliche Orgasmusstörung
Eine anhaltende oder wiederkehrende Verzögerung oder ein Fehlen des Orgasmus nach einer normalen sexuellen Erregungsphase. Frauen zeigen eine große Variabilität hinsichtlich der Art und Intensität der Stimulation, die zum Orgasmus führt. Die Diagnose einer weiblichen Orgasmusstörung sollte auf der klinischen Einschätzung basieren, dass die Orgasmusfähigkeit der betreffenden Frau geringer ist als für ihr Alter, ihre sexuellen Erfahrungen und die Art der vorangegangenen sexuellen Stimulation zu erwarten wäre.

Eine *Orgasmusstörung* besteht dann, wenn die Frau nie oder selten zum Orgasmus kommt. Orgasmusprobleme kommen relativ häufig in Verbindung mit Erregungsstörungen vor. Zuweilen steht diese Störung in Verbindung mit einem Gefühl, sich nicht fallen lassen zu können, die als Hemmung des Orgasmus betrachtet und auch als Angst interpretiert werden kann.

Hemmung des Orgasmus durch Angst

Die Diagnose einer Orgasmusstörung ist nicht ganz einfach, da die meisten Frauen damit leben, nicht immer beim Sex einen Orgasmus zu haben, und sich nicht als gestört begreifen; auch die Tatsache, dass Frauen, die nie einen Orgasmus haben, sich sexuell aber zufrieden fühlen, deutet auf die Variabilität im normalen Spektrum der Orgasmusfähigkeit von Frauen hin. Orgasmusstörungen können praktikunabhängig (beim Koitus, bei Petting, extragenitalen Berührungen, Masturbation und sexuellen Phantasien) oder nur beim Koitus (praktikabhängig) auftreten.

Sexuelle Zufriedenheit ohne Orgasmus

Eine Orgasmusstörung kann primär vorhanden oder sekundär entwickelt worden sein, darüber hinaus kann sie situationsgebunden oder partnerabhängig auftreten. Das Orgasmuserleben ist vom subjektiven Erleben und der Bedeutung abhängig, die die Frau diesem Erleben gibt. Auch können überhöhte Ansprüche an einen Orgasmus, eigene oder die eines Partners (ekstatisch, bewusstlos werden) die Akzeptanz von bereits erlebten Orgasmen verhindern und Frauen diesen nicht als solchen erkennen lassen.

Subjektive Bedeutung des Orgasmus

Ein *stark verzögerter Orgasmus* betrifft Frauen als Problem weniger. Hier wird besonders deutlich, dass die Störungsbeschreibung eher auf männliche Störungen zutrifft. Frauen beklagen eher sexuelle Praktiken, die ihnen keine Zeit lassen, zu einem Orgasmus zu kommen oder genussvoll zu erleben (Arentewicz & Schmidt, 1993).

> **Beachte:** Frauen, die Orgasmen bei Petting und Masturbation haben, aber nicht beim Koitus, werden nicht als orgasmusgestört diagnostiziert.

Die Auseinandersetzung um die Präferenz eines weiblichen koitalen gegenüber klitoralen Orgasmus wurde vorherrschend von der Psychoanalyse getragen, aber auf der Basis von physiologischen Messungen z. B. durch Masters und Johnson (1966) im Prinzip beendet (Gromus, 1993; Hertoft, 1989). Solche Diskussionen wirken sich aber bis heute noch auf die sexuellen Beziehungen aus. Besonders problematisch ist es für Frauen, wenn sie in der Beratung oder Therapie auf unflexible oder falsche Vorstellungen von Therapeutinnen treffen. Dies zeigt sich an der Äußerung einer an uns überwiesenen Frau, die zuvor eine weibliche Therapeutin aufsuchte:

> „Mit meinem Mann habe ich nie einen Orgasmus während des Geschlechtsverkehrs, es macht mir aber Spaß. Zum Orgasmus komme ich nur, wenn mein Mann oder ich selbst mich mit der Hand an der Klitoris fest berühre und dabei bewege. Die Therapeutin hat mich hierher überwiesen, weil sie meinte, das sei noch ein langer Weg bis zur richtigen Sexualität."

Die Patientin hat dabei als besonders bedeutsam erlebt, dass die Therapeutin eine Frau war und ja deshalb besonders gut wissen müsse, was ein „richtiger" Orgasmus sei. Solche Stellungnahmen besonders auch von Frauen sind äußerst fragwürdig.

1.2.5 Vaginismus

> **ICD-10 F52.5: Nichtorganischer Vaginismus**
>
> Spasmus der die Vagina umgebenden Beckenbodenmuskulatur, wodurch der Introitus vaginae verschlossen wird. Die Immission des Penis ist unmöglich oder schmerzhaft.

> **DSM-IV 306.51: Vaginismus (nicht aufgrund eines medizinischen Krankheitsfaktors)**
>
> Wiederkehrende oder anhaltende unwillkürliche Spasmen der Muskulatur des äußeren Drittels der Vagina, die den Geschlechtsverkehr beeinträchtigen.

Beim *Vaginismus* ist durch schmerzhafte Spasmen des äußeren Drittels der Scheidenmuskulatur, auch von Teilen der Beckenbodenmuskulatur, ein Eindringen des Penis nur unter Schmerzen oder gar nicht möglich. Die Folge kann ein Vermeiden der Sexualität sein, so dass die Störung als Erregungsstörung oder Mangel oder Verlust an sexuellem Verlangen missinterpretiert werden kann. In schweren Fällen können auch Tampons nicht eingeführt werden und gynäkologische Untersuchungen erschwert sein.

Im Verhältnis zu anderen sexuellen Störungen ist der Vaginismus eher selten. Krankheiten oder somatische Besonderheiten wie z. B. Missbildungen müssen als Ursachen ausgeschlossen werden. Die sexuelle Dysfunktion muss dann vollständig durch das somatische Krankheitsbild erklärt werden. Eine Beteiligung somatischer und psychischer Prozesse wird beim nichtorganischen Vaginismus angenommen. Bei der Entwicklung der Störung werden traumatische Verletzungen wie Geburten, Dammriss, Genitaloperationen oder sexuelle Gewalterfahrungen, die die Angst vor einem Eindringen und den damit verbundenen Schmerzen entstehen lassen, mitberücksichtigt. Der Vaginismus kann dabei als konditionierte Reaktion verstanden werden; schon die Vorstellung eines Eindringens löst die Reaktion aus.

Beachte: Die Frauen können sexuell erregbar sein und auch Orgasmen haben, sind sogar sexuell initiativ, brauchen allerdings die Sicherheit, dass kein Koitus stattfinden wird. Manchmal erscheinen sie erst in der Praxis, wenn ein akuter Kinderwunsch (mit natürlicher Befruchtung) besteht. Solche Frauen haben nicht selten Partner, die besonders sensibel und einfühlsam sind, mit denen sie gemeinsam andere Formen der Sexualität gefunden haben. Erst im Verlauf einer Therapie kann dann deutlich werden, inwieweit der Partner zur Aufrechterhaltung der Störung beiträgt.

1.2.6 Dyspareunie

ICD-10 F52.6: Nichtorganische Dyspareunie

Eine Dyspareunie (Schmerzen während des Geschlechtsverkehrs) tritt bei Männern wie auch bei Frauen auf. Sie kann häufig einem lokalen Geschehen zugeordnet werden und sollte dann unter der entsprechenden Störung klassifiziert werden. Diese Kategorie sollte nur dann verwendet werden, wenn keine andere primäre nichtorganische Sexualstörung vorliegt (z. B. Vaginismus oder mangelnde/fehlende vaginale Lubrikation).

DSM-IV 302.76: Dyspareunie (nicht aufgrund eines medizinischen Krankheitsfaktors)

Wiederkehrende oder anhaltende Schmerzen in Verbindung mit dem Geschlechtsverkehr bei der Frau.

Die Definition der ICD-10 ist aus sexualtherapeutischer Sicht unbefriedigend, da gerade die fehlende Lubrikation als ein mitentscheidender Faktor bei der Entstehung von Dyspareunien angesehen wird. Das DSM-IV betont die individuelle Bandbreite in der Intensität der Schmerzen und schließt nicht aus, dass die Schmerzen im genitalen Bereich auch vor oder nach einem Koitus auftreten können. Das Störungsbild erklärt sich nicht durch Vaginismus oder ausschließlich durch mangelnde Lubrikation.

Die betroffenen Frauen berichten nicht nur von Schmerzen beim Verkehr, sondern auch von Irritationen, Jucken oder Brennen bis hin zu beißenden Schmerzen in den Genitalien. Auch von dumpfen Schmerzen im Innern der Scheide beim Koitus, von wehenähnlichen Schmerzen und anderen Unterleibsschmerzen wird berichtet. Es kann nach *externer* (äußere Genitalien und Scheideneingang) und *interner Dyspareunie* differenziert werden (Missempfindungen ausgelöst durch innere Genitalien, z. B. der Portio/Gebärmutterhals; Hertoft, 1989). Die klinischen Grenzen zum Vaginismus sind fließend und im zeitlichen Verlauf zu berücksichtigen. In jedem Fall sollte eine gynäkologische Untersuchung erfolgen. Die besten Hinweise liefern die Frauen selbst, indem sie beschreiben, wann und wo genau die Schmerzen sich entwickeln und manifestieren.

Fließende Grenzen zum Vaginismus

Somatische Ausgangssituationen können auch Pilze, Blasenentzündungen, Eileiterentzündungen und juckende oder schmerzhafte Geschlechtskrankheiten sein. Die mangelnde Lubrikation oder mangelnde sexuelle Erregung auszuschließen, ist nicht sinnvoll, da in der Entwicklung der Dyspareunie auch solche Bedingungsfaktoren von den Frauen selbst genannt werden und als Mitursache in Frage kommen (Arentewicz & Schmidt, 1993; Masters & Johnson, 1973).

Angst vor Schmerzen

Auch nach beseitigten, mitbeteiligten organischen Faktoren kann weiterhin eine Erwartungshaltung oder Angst vor den Schmerzen auftreten. Dyspareunien können Erregungs- und Orgasmusstörungen und sexuelle Aversionen zur Folge haben. Eine sorgfältige Analyse ist deshalb Vorausbedingung, diese Störung zu erkennen.

Beachte: Diagnostisch bedeutsam sind Fragen danach, wann die Schmerzen beginnen, was zu einer Verschlimmerung oder Verbesserung führt und wann keine Missempfindungen auftreten (Hoyndorf et al., 1995).

1.2.7 Nachorgiastische Verstimmungen

Emotionale Störung

Nachorgiastische Verstimmungen sind im ICD-10 und DSM-IV nicht speziell genannt, sind aber Beeinträchtigungen des sexuellen Erlebens. Sie werden zuweilen als Störung mitgenannt (Arentewicz & Schmidt, 1993), aber auch nicht als Störung im engeren Sinne gedeutet (Kokott & Fahrner, 2000). Im ICD-10 sind sie unter F52.9 (Nicht näher bezeichnete sexuelle Funktionsstörung) zu diagnostizieren, müssen aber sehr sorgfältig von anderen psychischen Erkrankungen, die auf die Sexualität einen Einfluss haben, abgegrenzt werden, wie z. B. Major Depression. Das *DSM-IV* bietet die Möglichkeit, unter *302.70 (Nicht Näher Bezeichnete Sexuelle Funktionsstörung)* zu diagnostizieren.

Nachorgiastische Verstimmungen werden als emotionale Störung betrachtet, wobei Erregung und auch Orgasmen vorhanden sind. Die Frauen berichten von unangenehmen Empfindungen im genitalen Bereich, fühlen sich abgeschlagen, nicht entspannt, voller Unruhe und leer.

Genitale Missempfindungen

Nicht in diese Kategorie gehören Beunruhigungen der Frauen darüber, dass sie nach Sex und Orgasmus z. B. weinen müssten, sich aber gar nicht traurig fühlten. Weinen kann auch ein Ausdruck von aufwühlenden positiven emotionalen Erlebnissen bis hin zu Glücksgefühlen sein. Gefühle wie Wut oder Enttäuschung auf den Partner deuten andererseits auf eine Problematik in der Beziehung und u. U. auf ein mangelndes Selbstbewusstsein, eigene Wünsche zum Ausdruck zu bringen.

1.2.8 Gesteigertes sexuelles Verlangen

ICD-10 F52.7: gesteigertes sexuelles Verlangen. Diese Störungsform ist insbesondere bei Frauen selten.

Seltene Störung bei Frauen

Das *DSM-IV* weist keine Entsprechung auf: Sie könnte unter *312.30 (Nicht Näher Bezeichnete Störung der Impulskontrolle)* diagnostiziert werden. Die Störung wird auch als Hypersexualität beschrieben. Sie wird bei Frauen u. U. auch deshalb so selten diagnostiziert, weil diese kaum als weibliche Sexualstörung angesehen werden dürfte (Kaplan, 2000). Hier ist man auf Fallberichte, besonders aus der psychiatrischen oder psychoanalytischen Literatur angewiesen. Die Störung steht zuweilen in Verbindung mit hormonellen Störungen oder bipolaren Depressionen (Jehu, 1979; Richter-Appelt, 2000; Zimmer, 1985); wenn Frauen dies berichten, leiden sie ganz besonders, weil sie sich ganz entgegen dem weiblichen Stereotyp empfinden.

Diese Frauen scheinen fortwährend auf der Suche nach sexueller Befriedigung zu sein, verbunden mit einer zwangsmäßigen Beschäftigung mit Sexualkontakten oder -handlungen. Dies kann mit dem Konflikt verbunden sein, gleichzeitig den Orgasmus zu suchen und ihn zu fürchten. Sie fühlen sich den sinnlichen Reizen quasi ausgeliefert (Giese, 1962; Wiederholt, 1980). Die Störung kann mit Anorgasmie verbunden sein, so dass die ständige Suche auf diese Weise miterklärt werden könnte.

Zwanghafte Beschäftigung mit Sexualität

Betroffene Frauen suchen kaum therapeutische Hilfe. Gründe sind darin zu sehen, dass diese Frauen wohl Männer finden, die auf ihre Angebote eingehen. Sie kommen auch vielleicht deshalb nicht in Therapie, weil sie als Prostituierte arbeiten oder sie andere gesellschaftliche Nischen finden.

> **Beachte:** Keinesfalls sollte von „Sexsüchtigen" gesprochen werden, weil sie ein Krankheitsbild nahe legen, dass diesen Frauen (und auch Männern) nicht gerecht wird und auch suggeriert, es gäbe ein objektives Häufigkeitsmaß an sexuellem Verhalten. Es sollte bei Irritationen über das Ausmaß des eigenen Verlangens auch immer betont werden, dass Lust und Verlangen unterschiedlich häufig vorhanden sein kann. Solange andere oder die Person selbst nicht geschädigt wird, ist häufiges Verlangen an sich nicht pathologisch.

1.3 Zu sexuellen Funktionsstörungen bei lesbischen Frauen

Vorurteile gegen Lesben

Wenn es auch kaum eine gesetzliche Verfolgung von Lesben gab, so mussten Frauen mit einer lesbischen Orientierung sich doch lange Zeit gegen Vorurteile und gesellschaftliche Ressentiments wappnen, die teilweise auch heute noch wirksam sind (Akkermannn et al., 1990; Holzbecher et al., 2000). Die Diskriminierung erfolgt eher subtil durch eine Verniedlichung ihrer Orientierung. Die lesbische Orientierung wird noch heute als kleine Lösung einer Angst vor Männern interpretiert. Erst in den letzten Jahren haben diese Frauen durch die Schwulen- und Lesbenbewegung einen selbstverständlicheren Platz in der Gesellschaft errungen. Damit ist auch die Wahrnehmung und Akzeptanz von sexuellen Problemen auch bei und von Lesben größer geworden.

„Lesbische" Mythen

Die Hoffnung und Erwartung von Lesben mag groß sein, dass sexuelle Probleme sich zwischen ihnen kaum entwickeln könnten, da ja die Partnerin wisse, „was Frauen möchten". Besondere Mythen in Bezug auf Sex zwischen Frauen können ebenso einen Einfluss auf das in den letzten Jahren klinisch beobachtete vermehrte Auftreten von sexueller Unzufriedenheit und sexuellen Störungen bei ihnen und auf die vermehrte Inanspruchnahme von therapeutischen Hilfen haben (Schreurs, 1993). Einerseits haben Frauen, ob lesbisch oder heterosexuell, ähnliche Sozialisationen: Sie können genauso gehemmt und sexuell inaktiv sein. Andererseits können solche Einstellungen wie „Frauen sind nicht genital fixiert", oder „Orgasmusfixierung oder Sex fordern und Drängen ist männlich" Erotik und sexuelle Lust blockieren. Darüber hinaus haben sie kaum Vorbilder für Sexual- und Partnerverhalten. Sie haben keine festgelegten Rollen und müssen sie individuell erst neu entwickeln.

14

Der gesellschaftliche Druck, den lesbische Frauen empfinden mögen, eine funktionierende Partnerschaft und Sexualität vorweisen zu müssen, mag es ihnen auch besonders schwer machen, ihre sexuellen Probleme anzusprechen. Sexuelle Funktionsstörungen treten bei lesbischen Frauen auf, und sie suchen in den letzten Jahren vermehrt sexuelle Beratung und Therapie, die ihren Bedürfnissen entsprechen.

1.4 Epidemiologie

Epidemiologische Daten zu sexuellen Störungen können nur Anhaltspunkte über deren Häufigkeit geben: repräsentative Studien sind selten und die vorhandenen Daten sind schwer zu interpretieren, da sie hauptsächlich auf Selbstbeschreibungen beruhen. Angaben über sexuelle Unzufriedenheit wird durch die Einstellungen gegenüber Sexualität und durch beabsichtigte oder unbeabsichtigte Angaben im Sinne einer Erwünschtheit beeinflusst (Clement, 1990). Kritikpunkte betreffen die Vernachlässigung von weiblichen Vorstellungen zur Sexualität, von Selbstbefriedigungsaktivitäten und sexuellen Phantasien, die mangelnde Vergleichsmöglichkeit von Studien über die Zeit und auch die Unterschiedlichkeit der Erhebungsinstrumente und -techniken und die Abhängigkeit der entsprechenden Expertenbefragungen von deren Klassifikationswissen und Einstellungen zur Sexualität.

Die Prävalenz sexueller Funktionsstörungen bei Frauen ist hoch, sie schwankt aber zwischen 25 und über 63 % (Laumann et al., 1999; Spector & Carey, 1990). In klinischen Populationen liegt die Zahl zwischen 4 und 29 % der Frauen, die Ärzte und Ärztinnen wegen sexueller Probleme aufsuchen (Pacharzina, 1979; Schorsch et al., 1977). **Große Schwankungsbreite der Daten**

Die Ergebnisse der Studie aus den USA von Laumann et al. (1999), die neuere Diagnostiken benutzt und repräsentativen Charakter hat, werden im Überblick (1749 Frauen im Alter von 18 – 59 Jahren) in Tabelle 2 dargestellt.

Tabelle 2:
Sexuelle Probleme bei Frauen mit einem Partner in den letzten 12 Monaten
(Laumann et al., 1999)

Verlust/Mangel an sexuellem Verlangen (Inappetenz)	32 %
Orgasmusstörungen	26 %
sexuelle Aversion/mangelnde sexuelle Befriedigung	23 %
Erregungsstörung/Lubrikationsprobleme	21 %
Dyspareunie/vermutl. unter Einschluss von Vaginismus	16 %

Im Rahmen einer sexualmedizinischen Sprechstunde von Buddeberg et al. (1994) wurde für Frauen folgende Verteilung der Diagnosen (vgl. Tabelle 3) gefunden:

15

Verteilung der sexuellen Störungen von Frauen im klinischen Setting
(Buddeberg et al., 1994)

Libidomangel (Verlust sexuellen Verlangens)	41 %
Orgasmusstörungen	19 %
Dyspareunie	12 %
Vaginismus	10 %
sexuelle Aversion	8 %
Erregungsstörungen	1 %
andere Diagnosen	11 %

Weibliche sexuelle Störungen sind häufig

Bei der Beurteilung der Daten zu den Orgasmusstörungen müsste berücksichtigt werden, inwieweit Orgasmen beim Geschlechtsverkehr oder anderen sexuellen Vergnügungen zur Realität von gesunden Frauen gehören. Dazu könnte die von Arentewicz und Schmidt (1993) auf der Grundlage von Literatursichtungen vorgenommene Schätzung Aufschluss geben:

Frauen unter 40 Jahren, die mindestens ein Jahr regelmäßig Verkehr hatten, berichten

– 5 bis 10 % nie
– 20 bis 25 % manchmal (in 1 bis 3 von 10 Koitus)
– 20 bis 30 % oft (in 4 bis 7 von 10 Koitus)
– 50% fast immer oder immer (in 8 oder mehr von 10 Koitus)

einen Orgasmus beim Verkehr zu haben.

Sexuelle Störungen verringern sich im Alter

Sexuelle Probleme von Frauen scheinen sich mit zunehmendem Alter abzuschwächen; das gilt nur nicht für das Versagen genitaler Reaktionen (Lubrikationsprobleme).

Schicht, Familienstand und erlebte sexuelle Gewalt

Die Entwicklung einer sexuellen Störung ist von der Schicht und dem Familienstand abhängig: je höher die Schulbildung, desto weniger besteht das Risiko, eine sexuelle Störung zu entwickeln; je geringer der Ausbildungsstand, desto weniger wird eine befriedigende Sexualität berichtet; bei geschiedenen, verwitweten Frauen oder Frauen ohne Partner treten Störungen vermehrt auf. Auch erlebte sexuelle Gewalt, als Kind oder Erwachsene, scheint mit sexuellen Störungen, besonders Erregungsstörungen, vermehrt einher zu gehen (Beitchman et al., 1992; Jehu, 1989).

Insgesamt bleibt festzustellen, dass sexuelle Probleme bei Frauen weit verbreitet sind. Angaben über Prävalenz oder Inzidenz sind sowohl aus methodologischen Gründen als auch aus Gründen der mangelnden Berücksichtigung weiblicher Sichtweisen von sexueller Zufriedenheit nur schwer zu beurteilen. Die Daten sprechen aber aus Plausibilitätsgründen dafür, dass bei einer großen Anzahl von Frauen sexuelle Probleme die Lebensqualität beeinflussen.

1.5 Verlauf und Prognose

Sexuelle Störungen können erstmals bereits in jungen Jahren auftreten (primäre Störungen), insbesondere erste Versuche zum Geschlechtsverkehr
können gleich beim ersten Mal zu Schmerzen führen und durch den Selbstverstärkungsmechanismus als sexuelle Inappetenz weiterbestehen. Bei
Nichtbehandlung können Inappetenz und Orgasmusstörungen auch wieder
verschwinden, wenn ansonsten keine Beeinträchtigungen bestehen. Mangelnder Orgasmus in jungen Jahren wird nicht als Störung registriert. Pri-
märer Vaginismus ist selten, ohne Behandlung bleibt er bestehen, da der
Geschlechtsverkehr vermieden wird.

Sexuelle Probleme können episodisch sein

Sekundäre Störungen können in allen Lebensphasen, bei starker Belastung,
nach Geburt eines Kindes oder im Klimakterium, sexuelle Appetenz- und
Erregungsstörungen sowie Aversionen eher im Zusammenhang mit kritischen Ereignissen, mit partnerschaftlichen Schwierigkeiten und anderen
psychischen Problemen auftreten; sie können episodisch sein. Sekundäre
Orgasmusstörungen sind selten und sind im Zusammenhang mit mangelnder Kommunikation, Beziehungskonflikten oder traumatischen Erfahrungen wie einer Vergewaltigung zu sehen. Einmal erworbene Dyspareunien
verlaufen eher chronisch. Ein sekundärer Vaginismus kann durch sexuelle
Traumata oder auch gynäkologische Operationen entstehen und fortbeste-
hen, wenn er nicht behandelt wird.

Chronischer Verlauf

1.6 Differentialdiagnostik

1.6.1 Beeinträchtigung von sexuellen Funktionen bei körperlichen Erkrankungen

Beachte: Bei den sexuellen Funktionsstörungen sind psychische und so-
matische Prozesse an der Entstehung und Aufrechterhaltung beteiligt.
Davon unterschieden werden müssen die organisch bedingten sexuellen
Störungen, die durch eine Krankheit, Behinderung, pharmakologische
Substanzen und Drogen, sowie durch psychiatrische Störungen bedingt
sind.

Im ICD-10 bietet sich für die Diagnose von sexuellen Störungen im Zusammenhang mit somatischen Störungen der weiblichen Sexualorgane N94
(Schmerz und andere Zustände im Zusammenhang mit den weiblichen Se-
xualorganen und dem Menstruationszyklus) an. Diese Störungen sind einem somatischen Krankheitsgeschehen zuzuordnen (von Mittelschmerz
über Dyspareunien und Vaginismus bis zu Dysmenorrhoen). Neben *sexuellen Störungen* bedingt durch einen zu benennenden *medizinischen Krank-*

heitsfaktor ist es im *DSM-IV* möglich, auch *Substanzinduzierte Sexuelle Funktionsstörungen* zu diagnostizieren.

Im DSM-IV kann die organische Erkrankung und die Diagnose einer sexuellen Funktionsstörung gegeben werden, um den therapeutischen Fokus auf die ursächliche Krankheit zu lenken und dennoch die sexuelle Beeinträchtigung mit zu berücksichtigen. Auch bei bestehenden chronischen Erkrankungen haben die Frauen einen Sexualberatungsanspruch. Dies ist umso bedeutsamer, je langwieriger die Krankheit ist, je dauerhafter sie medikamentös behandelt werden muss und je mehr lebenslange Beeinträchtigungen aus der Krankheit erwachsen.

Besonders gynäkologische Erkrankungen, operative Eingriffe und Brustamputationen greifen in das Selbstverständnis von Frauen ein, und erzeugen Ängste, nicht mehr als Sexualpartnerin wahrgenommen zu werden; sie beobachten besorgt eigene Körperreaktionen oder Reaktionen der Partner und fürchten sich vor der Sexualität. Wenn die Erkrankungen zu Schmerzen insbesondere im Genitalbereich führen, können Frauen beginnen, schon körperliche Berührungen zu vermeiden, die nur entfernt an Sexualität erinnern. Auf diese Weise können sie nicht überprüfen, inwiefern ihre Besorgnis überhaupt noch zu Recht besteht.

> **Beachte:** Für die Beurteilung des somatischen Anteils ist eine sorgfältige Anamnese nötig, die Aufschluss darüber gibt, ob die Störung tatsächlich mit dem Beginn der Erkrankung oder der Einnahme von Substanzen in Verbindung steht und ob die Störung z. B. auch durch eine andere psychische Störung (z. B. Major Depression) erklärt werden kann.

Die Beeinträchtigung sexuellen Erlebens durch körperliche Erkrankungen und Beratungsimplikationen wird im einzelnen in Kapitel 4 dargestellt.

1.6.2 Beeinträchtigung der sexuellen Funktion bei psychischen Störungen

Begleitsymptom bei psychischen Erkrankungen

Psychische Störungen können unspezifisch durch die Einschränkung von sexuellen Aktivitäten auf die sexuelle Funktion wirken. Sexuelle Störungen werden als Begleitsymptom bei bestimmten psychischen Erkrankungen, z. B. durch eine Herabsetzung von vitalen Funktionen, registriert. Ob die sexuelle Problematik durch die psychische Erkrankung selbst bedingt ist oder aber durch die Wirkung von Medikamenten erklärt werden könnte, lässt sich nicht eindeutig feststellen. Insbesondere bei Depressionen und Psychosen treten sexuelle Störungen auf.

Depressionen (Major Depression, dysthyme Störungen und bipolare Störungen): beeinflussen besonders die sexuelle Appetenz. Bei depressiven Entwicklungen nimmt das sexuelle Interesse ab, während es bei bipolaren Störungen oder manischen Episoden zu sexueller Enthemmung kommen kann, wenn auch nur selten.

Psychosen: Die sexuelle Appetenz von Frauen, die eine Psychose entwickeln, ist häufig eher stark eingeschränkt. Nicht selten beginnen oder verstärken sich Krankheitsschübe bei einer schizophrenen Vulnerabilität auch durch sexuelle Aktivitäten. Sexuelles Agieren wie z. B. öffentliches Masturbieren ist äußerst selten. Medikamente (z. B. Neuroleptika) dämpfen die sexuelle Appetenz. Wenn nach Abklingen der Psychose die medikamentöse Behandlung reduziert wird, können sich die sexuellen Probleme verringern.

1.6.3 Einfluss von Psychopharmaka und anderen Medikamenten

Eine Reihe von Medikamenten hemmen die physiologischen Sexualfunktionen und beeinträchtigen das sexuelle Erleben (Sigusch, 2001b). Durch Medikamente können unterschiedliche sexuelle Störungen entstehen – hauptsächlich wirken sie auf die sexuelle Appetenz und Lubrikation und sie haben einen Einfluss auf die Reproduktionsfähigkeit (z. B. bei Zytostatika).

> **Beachte:** Eine mangelnde Medikamentencompliance der Patientinnen kann auch manchmal dadurch erklärt werden, dass eine Frau selbstständig die Medikation herabsetzt, um sich insgesamt lebendiger zu fühlen oder weil sie ihre sexuellen Gefühle vermisst.

Die in Tabelle 4 angegebenen Medikamentengruppen – hier sollen nur die relativ häufig vorkommenden Erkrankungen berücksichtigt werden – haben neben der Erkrankung selbst einen Einfluss auf die sexuellen Funktionen. Da die meisten Studien bisher nur an der besser mess- und sichtbaren Erektion und Ejakulation des Mannes ausgerichtet sind, gibt es fast gar keine Daten über die physiologische Wirkung und die Wirkung auf das Erleben bei Frauen. Für Frauen steht hauptsächlich die Veränderung der Appetenz im Vordergrund (s. Tabelle 4). Über die Veränderung der Orgasmusfähigkeit durch Medikamente bei Frauen ist nur wenig bekannt.

Tabelle 4:
Verringerung von Appetenz und Lubrikation durch Pharmaka

Erkrankung	Medikamentengruppe	vermutliche Wirkung
Herzkreislauf	Antihypertensiva Betarezeptorenblocker	antisympathiekotone Funktion, Veränderung der Stimmung (depressiver)
Allergien	Antihistaminika	Müdigkeit, Lustlosigkeit
Epilepsien	Anti-Epileptika	Veränderung der Stimmung und des Antriebs, Muskelschwäche, Brustschmerzen
psychische Erkrankungen	Antidepressiva, Sedativa u. Anxiolytika, Neuroleptika	Veränderung der Stimmung und des Antriebs
Krebs (Unterleibskrebs, Brustkrebs)	Zytostatika, Antihormone, Tamoxifen, Steroide, Bestrahlung	Veränderung des Allgemeinbefindens und der Stimmung, Veränderung der Schleimhäute, Hormonmangel, Infertilität
Empfängnisverhütung (auch Akne)	Ovulationshemmer	Negative Einstellung zu Art der Verhütung, Lubrikation verringert

1.6.4 Einfluss von Alkohol und Drogen

Kurzfristige Stimulation

Alkohol: Geringe Mengen Alkohol können Ängste und Barrieren, die sexuelle Empfindungen bisher verhindert haben, verringern und auch kurzfristig stimulierend wirken. Sexuelle Störungen sind aber eine indirekte Folge des Alkohols. Bei dauerhaftem Alkoholmissbrauch wird bei 25 % junger Frauen von sexuellen Beeinträchtigungen berichtet (Jensen, 1984). Sie betreffen in der Regel Appetenzprobleme, vereinzelt Orgasmusprobleme. Bei schwerem Alkoholabusus kann wegen der Folgeerkrankungen wie Polyneuropathien und Mangelernährung die sexuelle Beeinträchtigung nicht eindeutig auf den Alkohol bezogen werden.

Langfristige und indirekte Folgen

Drogen: Rauschmittel und Drogen werden auch mit dem Ziel eingenommen, die sexuelle Genussfähigkeit zu steigern oder Hemmungen abzubauen. Koffein und Nikotin haben kaum Auswirkungen. Kurzfristig verstärkt der Konsum von Kokain, Opiaten und Cannabis die Empfindlichkeit für sexuelle Reize und sexuelle Ängste können sich verringern. Klinische Erfahrungen mit Frauen, die dauerhaft Drogen konsumieren, zeigen allerdings eine Verminderung der sexuellen Appetenz, Erregungsstörungen und Orgasmusstörungen. Es ist nicht vorherzusagen, welche Störung auftritt, sie können auch gemeinsam auftreten. Sexuelle Probleme von Frauen mit Drogenkonsum wurden bisher kaum untersucht.

20

1.7 Biologische Grundlagen

Die Abhängigkeit der sexuellen Erregung bei Frauen von einem biologischen (hormonellen und neurochemischen) Geschehen wird in den letzten Jahren wieder zunehmend berücksichtigt (Crenshaw, 1997, Kaplan 2000, Klusmann, 1999). Einstellungen und Emotionen begründen besser die Entstehung bzw. das Zulassen sexueller Erregung. Die sexuelle Erregbarkeit ist abhängig von den sexuellen Einstellungen der Frau, deren bisheriger Zufriedenheit mit Sexualität, ihrer Aktivität und ihrer Einstellung.

Entwicklung der Erregbarkeit bei Frauen: Erregbarkeit kann als Prozess verstanden werden, der von positiven und negativen Erfahrungen im Sozialisationsprozess und biologischen Gegebenheiten abhängig ist. Bei der Sozialisation geht es um die Erfahrungen, die die Frau mit der Akzeptanz ihrer Körperlichkeit gemacht hat, und nicht nur um ihre sexuellen Erfahrungen. Sexualität ist für viele Frauen nicht ein abruptes Ereignis, sondern die Grenzen sind fließend: so kann ein angenehmes Gefühl der Entspannung bei sexuellen Phantasien für die eine Frau sexuelles Erleben bedeuten, für die andere „reine" Entspannung, und wiederum für eine andere ist es ein Auftakt zu sexueller Aktivität (Gromus, 1993).

Biologische und sozialisationsbedingte Entwicklung von Erregung

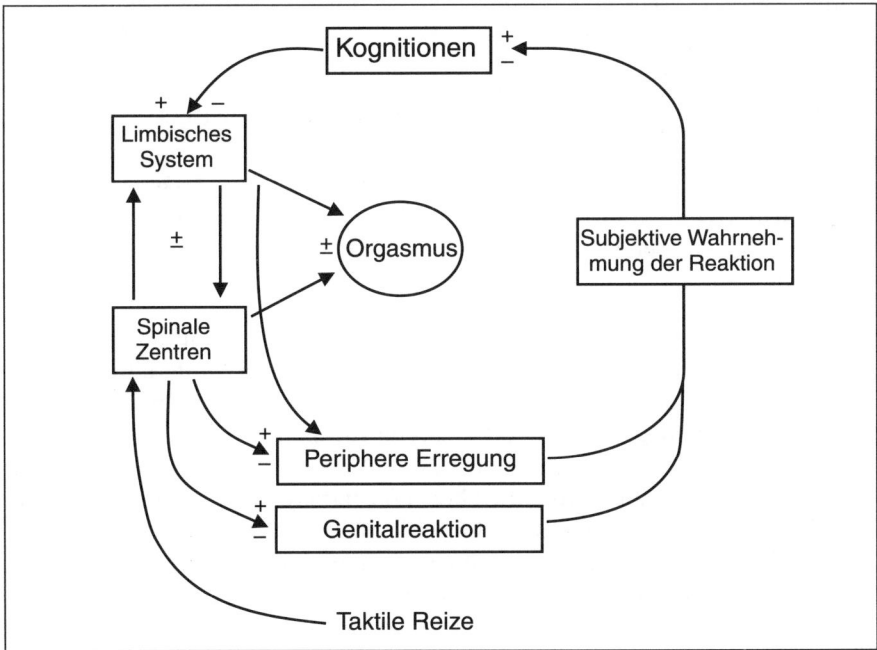

Abbildung 1:
Der psychosomatische Regelkreis der Sexualfunktion
(modifiziert nach Bancroft, 1985)

21

Die in diesem Zusammenhang akademisch anmutende, häufig aufgeworfene Frage, ob Frauen einen gering ausgeprägten „Trieb" haben, kann nicht beantwortet werden. Auch unter der Annahme eines Triebmodells sind Verhaltensausformungen sozialisationsbedingt; Frauen (und Männer) werden geschlechtsspezifisch in Bezug auf Körperlichkeit und sexuelle Aktivitäten erzogen (s. Kapitel 1.8 und 1.10).

1.7.1 Hormonelle Aspekte weiblicher Sexualität

Hormonkonzentration

Weibliche (Östrogene: feminisierend) und männliche (Androgene: maskulinisierend) Hormone sowie andere Gestagene sind sowohl bei der Frau als auch beim Mann vorhanden. Die Hormonkonzentration bestimmt das Erscheinungsbild der Person und kann sexuelles Verlangen mitsteuern. Es wird angenommen, dass Androgene einen Einfluss auf die Appetenz haben. Dies ist allerdings für Frauen bisher nicht erwiesen und möglicherweise von geringerer Bedeutung (Bancroft, 2000). Es wird dabei auch von einer eher indirekten Beeinflussung ausgegangen, die darin besteht, dass das Androgenniveau durch Entspannung und Wohlbefinden erhöht und unter Stress gesenkt werden kann. Dies erklärt dann auch ansatzweise, warum Frauen so häufig darauf dringen, in entspannten Situationen Sex haben zu wollen und dies sich gegenüber ihren männlichen Partnern dahingehend unterscheidet, dass diese eher Sex haben wollen, um zu entspannen.

Psychosoziale Faktoren wie vorherige sexuelle Erfahrungen, Zufriedenheit und Einstellungen zur Verhütungsmethode modulieren das Verlangen. Auch nach Hypophysektomien und Ovarektomien nimmt das sexuelle Verlangen nicht unbedingt ab, sondern manchmal sogar zu (Eicher, 1980b). Die Stär-

Überlagerung durch subjektive Einstellungen

ke der bisherigen Erfahrungen, Lust und Spaß an Sexualität sowie die subjektiven Einstellungen und Erwartungen der Frauen überlagern hormonelle Bedingungen oder sie stehen mit ihnen in einer Wechselwirkung.

Androgene haben eine sexuell anregende Wirkung; sie werden durch die Nebennierenrinde produziert und wirken auf ein im Hypothalamus lokalisiertes neurales Zentrum. Ebenso wirken auch äußere Reize, die aus der subjektiven Lebensgeschichte erotisierend für die Frau sind (über Geruch, Gehör, Körpergefühl, Phantasien und auch über Berührungen) über die Großhirnrinde auf die sympathischen und parasympathischen Kerne des Hypothalamus. Berührungen der Geschlechtsorgane werden über Zug und Druck (durch die Bewegungen und Anspannungen) von äußeren und inne-

Innere und äußere Rezeptoren

ren Rezeptoren registriert und zum Gehirn weitergeleitet. Afferente Impulse, aber auch eine vom Hypothalamus absteigende Reizleitung, sorgen dann für eine Aktivierung und führen subjektiv zu sexueller Erregung (Stöhrer, 1980).

22

Neurochemische Substanzen wie Phenyäthylamin (PEA), Pheromone, Dehydroepiandrosteron (DHEA), Oxytocin und Vasopressin beeinflussen darüber hinaus die sexuelle Appetenz, Erregung und Orgasmus. PEA, ein natürliches Amphetamin, aktiviert die sexuelle Erregung und steigt kurz vor der Ovulation der Frau an. Die Konzentration steigt aber auch bei sexuellen Phantasien oder erotischer Lektüre. Pheromone sind Derivate aus DHEA, das im Gehirn und in der Nebennierenrinde erzeugt wird. Pheromone werden in der Haut freigesetzt und sollen bei potentiellen Partnern Anziehung oder Ablehnung erzeugen. Die Konzentration von DHEA hat vermutlich besonderen Einfluss auf das sexuelle Verlangen von Frauen. Oxytocin, ein Neuropeptid, das vom Hinterlappen der Hypophyse ausgeschüttet wird, soll die sexuelle Appetenz und das Bedürfnis nach körperlicher Berührung erhöhen. Körperliche Berührung aber erhöht ebenso wiederum den Oxytocinspiegel. Dies könnte erklären, warum Frauen, die von sich aus keine sexuelle Appetenz verspüren, diese erst bei körperlichen Berührungen entwickeln (Kaplan, 1988).

Neurochemische Substanzen steuern das Verlangen mit

Vasopressin wird in der Hypophyse produziert und verhindert emotionale Extreme. Diese Substanz soll, neben anderen Funktionen, Impulse dafür geben, längere Bindungen einzugehen. Bedeutsam könnte dies für die Wahl geeigneter sexueller Partner und die zumindest mittelfristige Konstanz von Bindungen sein.

Diese Steuersubstanzen wirken in Verbindung mit Neurotransmittern wie Serotonin und Dopamin, und werden kognitiv durch sozialisationsbedingte Einstellungsprozesse überlagert (niedriger Serotoninspiegel erhöht das sexuelle Verlangen, eine niedrige Dopaminkonzentration verringert es).

Sexuelles Verlangen wird also u. a. durch neurophysiologische Prozesse im Hypothalamus und im limbischen System mit hervorgerufen. Wenn diese nicht aktiviert werden, ist sexuelles Verlangen verringert. Hypothalamische Kontrollkerne haben Verbindungen zu anderen Hirnregionen, die vermutlich an der Entwicklung von sexuellem Verlangen beteiligt sind und auch durch andere Kanäle in Gang gesetzt werden könnten (z.B. erotische Stimulation, sexuelle Phantasien). Die beteiligten physiologischen Prozesse bei Frauen sind noch wenig geklärt, und es wird häufig aus beim Mann beobachteten Prozessen geschlossen (Crenshaw, 1997; Hertoft, 1989; Kaplan, 2000; Stöhrer, 1980).

Physiologische Prozesse bei Frauen wenig untersucht

1.7.2 Physiologische und Erlebensaspekte sexueller Erregung

Die folgenden Beschreibungen orientieren sich an einem sexuellen Ablauf, der auch mit zur Stabilisierung von herrschenden Sexualvorstellungen beigetragen hat, wie Sexualität ablaufen sollte: Dieser Ablauf besteht aus Erregungsphase, Plateauphase, Orgasmusphase und Entspannungsphase (Masters & Johnson, 1967) und impliziert, dass Sexualität gestört ist, wenn sie nicht zu einer „Endlust" führt (einem vollzogenen Koitus, vgl. Freud, 1905).

> **Beachte:** Sexuelles Vergnügen kann auch ohne Koitus, ohne Orgasmus, mit oder ohne Partner entstehen. Sexuelle Reaktionen können individuell sehr stark variieren, körperliche Vorgänge sogar nicht vorhanden sein und Lust trotzdem empfunden werden. Umgekehrt können körperliche Vorgänge auch „regelrecht" vorhanden sein und die Lust fehlen.

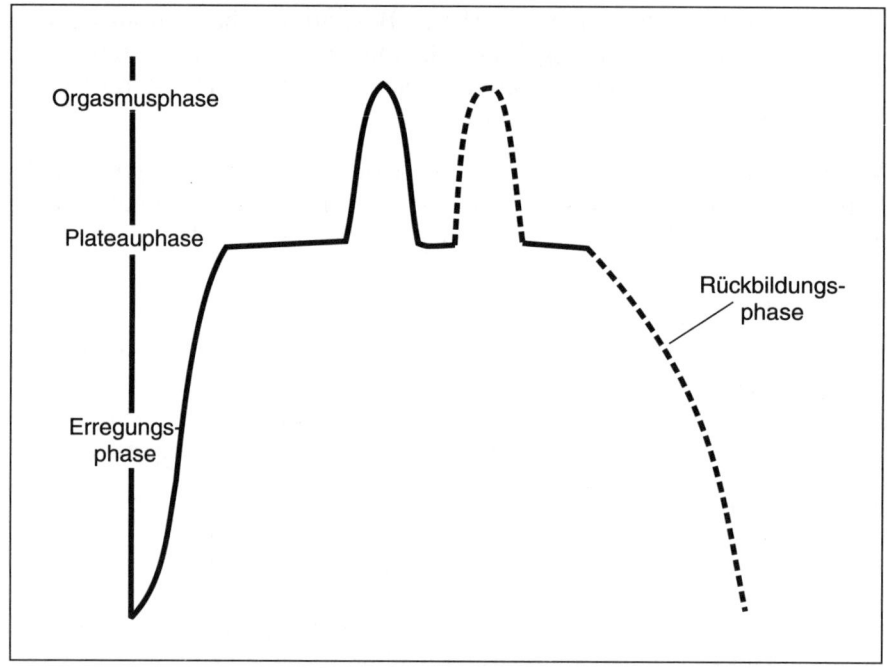

Abbildung 2:
Die sexuelle Erregungskurve der Frau
(modifiziert nach Masters & Johnson, 1967)

Äußerlich korrespondiert in der Erregungsphase die Erregung mit der Schwellung der Klitoris und der Durchblutung, Schwellung und Farbveränderung (violett) der Labia Minora (kleine Schamlippen; so unsinnig auch die Formulierung „Scham"-Lippen sein mag, sei sie hier verwendet; besser: Lustlippen). Die Schwellung lässt die Labia Majora leicht auseinander treten, und es kommt zur Lubrikation (Feuchtwerden der Scheide) und zu einer Vasokongestion des die Scheide umgebenden Gewebes. Die Klitoris reagiert auf sexuelle Erregung mit einer Vergrößerung und Verhärtung in individuell sehr unterschiedlichem Ausmaß, was nicht immer sichtbar ist. Der Uterus wird größer und verändert seine Lage nach oben und hinten („Zelteffekt"). Die Scheide erweitert sich in den oberen zwei Dritteln. Dieser Aspekt ist besonders wichtig für Frauen, wenn sie Ängste entwickeln in Bezug auf die Größe eines Penis, von dem sie befürchten, dass er in sie nicht hineinpasst.

Pulsschlag, Blutdruck und Schweißabsonderung verstärken sich. Brüste und Brustwarzen können sich vergrößern und hart werden. Keinesfalls kann von einer mangelnden Erregung ausgegangen werden, wenn letzteres nicht zu beobachten ist.

In der sogenannten Plateauphase, die subjektiv als „äußerste Lust" und **Plateauphase** Angespanntheit oder Erregung beschrieben wird, verfärben sich die äußeren Geschlechtsorgane (durch die venöse Blutstauung) weiter zu purpur. Die oberen zwei Drittel der Scheide erweitern sich weiter, während das untere Drittel sich verdickt und es zu einer so genannten „orgiastischen Manschette" kommt, die aber nicht von allen Frauen bemerkt wird. Der Uterus richtet sich noch weiter nach oben auf, die Klitoris kann flacher werden und sich hinter ihrem Präputium (Vorhaut) zurückziehen. Blutdruck, Schweiß und auch die Rötung der Haut über die Brust, Hals und Gesicht hin kann sich verstärken.

> Bericht einer Frau: „Manchmal empfinde ich vor dem Orgasmus eine große Anspannung und habe das Gefühl, dass ich in eine rhythmische Bewegung hineinkomme, meine Oberschenkel anspanne, mein Becken sich ganz an meinen Partner presst und ich schnelle Bewegungen damit mache. Nur so kann ich dann möglichst lange die Lust halten. Manchmal aber spüre ich nicht diesen Impuls, genieße voller Lust die Bewegung meines Partners an und in meinem Körper und kann mich ganz auf die Empfindung von Lust vorne am äußeren Bereich der Scheide konzentrieren."

Solche Äußerungen von Frauen verweisen auf die starke individuelle Ausprägung dieser Plateauphase und auf die von Frauen auch intraindividuell erlebte Variation der Lust. Die Plateauphase ist nicht zwingend der Orgasmusphase vorgeschaltet; so berichten Frauen auch von Orgasmen, die sehr schnell aus der Erregungsphase ohne die beschriebene Plateauphase erreicht werden.

Die Auslösung des Orgasmus (Orgasmusphase) wird von Frauen unter- **Orgasmus** schiedlich beschrieben: durch direkte und indirekte Stimulation der Klitoris, durch vaginale Stimulation, aber auch durch die Stimulation der Brust und sogar durch sexuelle Phantasien.

In der Orgasmusphase kontrahiert in kurzen Rhythmen das untere Drittel der Scheide, dabei kann auch die Muskulatur der Weichteile zwischen Anus und Scheide (Perineum) und des Schließmuskels beteiligt sein. Auch der Uterus kontrahiert, was von den Frauen auch als Pochen, Pulsieren oder Wärme im Becken registriert wird. Puls, Blutdruck und oft auch die Hautrötung steigern sich. Die Herzfrequenz steigt auf 110 bis 180 Schläge pro Minute je nach Ausgangslage. Der ganze Körper kann angespannt sein, der Atem geht schnell und tief, letzteres wird allerdings auch zuweilen von Frauen genutzt, um dem Partner einen Orgasmus vorzutäuschen. Es wird von keiner spezifischen Reaktion der Klitoris in der Orgasmusphase berichtet, allerdings berichten Frauen von subjektiven Empfindungen, die auf die Klitoris ausgerichtet sind.

Der Orgasmus selbst wird mit einer Dauer zwischen 5 und 10 Sekunden beschrieben, individuell kann er noch kürzer oder länger, aber im Sekundenbereich verlaufen. Da die Erholungsphase (Entspannungsphase, auch Refraktärperiode) der physiologischen und psychischen Erregung bei Frauen noch 10 bis 15 Minuten dauern kann, ist die Frau grundsätzlich verbleibend auf diesem Erregungsniveau in der Lage, einen Orgasmus wiederherzustellen.

Zwar läuft physiologisch der Orgasmus bei allen Frauen nach ähnlichem Muster ab, erlebt wird er allerdings sehr unterschiedlich:

„Besondere Lust macht es mir, meinen Orgasmus noch ein wenig hinauszuzögern. Dieses Ziehen und die Sehnsucht danach ist ein unbeschreibliches Gefühl. Wenn dann der Orgasmus eintritt, bin ich ganz auf mich bezogen, Geräusche nehme ich nur im Hintergrund wahr und mein ganzer Körper ist angespannt. Mir wird dann ganz heiß und am liebsten möchte ich mich dann nur noch wenig bewegen und nur diese Anspannung im ganzen Körper und dies Ziehen im Becken haben." oder „Ich weiß genau, was ich tun muss, damit ich einen Orgasmus bekomme; ich halte mich nicht lange mit Vorspielen auf, weil mir sexuelle Phantasien manchmal schon genügen, um erregt zu sein, benetze meine Finger mit Speichel und reibe um meine Klitoris herum. Das genügt meistens schon, und ich erlebe meinen Orgasmus, den ich immer mal wieder anhalten kann und dann nur von vorne anfangen muss. Das geht auch mit meinem Partner, weil der diesen Trick von mir schon kennt und mich machen lässt."

Auch Extase und das subjektive Gefühl, nichts mehr steuern zu können oder die Kontrolle zu verlieren, werden beschrieben. Solche Beschreibungen sollten aber keinesfalls in den Stand genereller Erlebnisse gehoben werden, da solche „Kenntnisse" Frauen unter Druck setzen und auf etwas warten lassen, was nicht das Eigene ist.

In den 70er Jahren wurde auch der Grafenberg-Punkt (G-Spot) wieder zum Thema. Er wurde von Grafenberg 1950 beschrieben und soll bei Stimulation sexuelle Erregung und einen Orgasmus auslösen. Diskutiert wurde dabei auch die Ausscheidung eines Ejakulats beim Orgasmus (Hertoft, 1989).

Dieser Punkt soll an der Scheidenvorderwand platziert sein. Die nur bei wenigen Frauen bisher festgestellten Areale könnten aber ebenso gut durch eine individuell besonders sensible vaginale Wand und irreguläre Veränderungen des vaginalen Gewebes erklärt werden (Hoch, 1980).

Kurz nach dem Orgasmus ist Puls, Blutdruck, Atmung und oft die Hautrötung maximal und geht dann in eine Beruhigung, in die Entspannungsphase, über.

> **Beachte:** Fälschlich in Bezug auf das Erleben von manchen Frauen wird hier von Entspannung gesprochen, obwohl sich manche Frauen gerade nach einem lustvollen Orgasmus aufgedreht und auch kommunikativ zuwendungsbedürftig erleben. Unter Umständen wird auch hier wiederum von einer bei Männern deutlicher festzustellenden Entspannung und Müdigkeit auf das Erleben von Frauen geschlossen.

Der Muskeltonus verringert sich schnell, so dass dies leicht als Müdigkeit interpretiert werden kann, ist doch auch eine Phase der physiologischen Anstrengung vorausgegangen. Physiologische Erschöpfung und subjektive Aufgeregtheit kann allerdings durchaus auseinanderklaffen, so dass nicht auf einen mangelnden Orgasmus bei Frauen geschlossen werden kann, wenn sie sich nicht müde fühlt, sondern im Gegenteil agitiert und vielleicht redefreudig ist.

Entspannungsphase: bei Frauen häufig kommunikative Phase

Die Scheide wird erst nach ca. 10 bis 15 Minuten ihre ursprüngliche Farbe und Größe wieder erlangen. Auch der Uterus nimmt langsam wieder die normale Ausgangslage ein, während die Klitoris relativ schnell (nach 10 bis 15 Sekunden) die vorherige Größe und Form erlangt. Auch die Brüste und die umgebenden Warzenhöfe schwellen ab. Unmittelbar nach dem Orgasmus wird darüber hinaus von einer vermehrten Schweißabsonderung berichtet.

1.8 Zum Verständnis der Sexualität von Frauen; die Wirksamkeit von alten und neuen Weiblichkeitsvorstellungen

Weibliche Neudefinition heute: Wenn Patientinnen ihre sexuellen Probleme bearbeiten, so nehmen sie auch die Unterschiedlichkeit von weiblichen Vorstellungen und realen Verwirklichungsmöglichkeiten gegenüber männlichen wahr. Besonders aber junge Frauen bewegen sich heute in der Auseinandersetzung damit auf eine Neudefinition zu und setzen sich teilweise bewusst gegen traditionelle Vorstellungen ab; manchmal wird schon das neue Frauenbild beschrieben als die „wilde Frau", ein Bild, das sich junge Frauen selbst zuschreiben, Begehren bei Männern entfachen, aber sich auch

Neue Frauenbilder

in Konflikt mit der eigenen Sexualität befinden kann und als Leistungserwartung wahrgenommen wird (Düring, 2001).

Vermittlung über weibliche Generationen

Vermittlung von sexuellen Werten: Kognitionen über Weiblichkeit und Sexualität werden über subtile Sozialisationskanäle ihrer Mütter, Großmütter und teilweise Urgroßmütter tradiert. Beispiele dafür sind Aussagen darüber, dass eine Frau nicht den ersten Schritt tun sollte, oder sie vorsichtig sein müsse, um Männer nicht zu Übergriffen zu provozieren. Aber auch die männliche Generationenlinie vermittelt gerade dadurch, dass Väter im Alltag so wenig zur Verfügung stehen, ein bestimmtes Weiblichkeitsbild: z.B. in Bezug auf die Aufteilung von Rollen innerhalb der Familie und die Relevanz der weiblichen Sexualität.

Weibliche Passivität und aktive Lust

Von der triebhaften Hexe über die sexuell passive Frau hin zur weiblichen Lust: Gegen Ende des Mittelalters wurden Frauen u.a. auch deswegen als Hexen verbrannt, weil sie als triebhaft, emotional und boshaft angesehen wurden. In Abkehrung davon entwickelte sich das ideale Leitbild der dienenden, aufopferungsvollen, liebenden, sexuell passiven Frau. Ende des 19. Jahrhunderts hat dann die Freud'sche Theorie das ihre dazu getan, das Bild der Frau als passiv-masochistische Person zu erhärten, die darüber hinaus das Triebhafte leugnen musste, um als erwachsen, mit reifer Sexualität und Hingabe, akzeptiert zu werden. Erst Anfang des 20. Jahrhunderts setzte sich innerhalb der Medizin die Auffassung durch, dass es „normal" für Frauen ist, Lust zu haben und „Frigidität" unnormal (Lützen & Rosenbeck, 1989).

Einfluss der Kirche

Für Frauen war es damals öffentlich kaum kommunizierbar, sexuelle Lust zu verspüren, auch mussten sie in der Partnerschaft befürchten, von dem eigenen Partner verachtet zu werden, wenn sie ihre Lust zeigten. Sexuelle Lust wurde darüber hinaus von den Frauen nicht erwartet, Sexualität lediglich zum Kinderzeugen, auch unter dem Einfluss der katholischen Kirche, als nutzvoll angesehen. Erotik und Geilheit wurde – jedenfalls von Männern – außerhalb der Familie gesucht. Solche divergierenden Vorstellungen weiblicher Sexualität sind heute immer noch individuell wirksam.

Anspruch an lebenslange Liebe und Treue

Anspruch an lebenslange Partnerschaft: Ansprüche der gegenseitigen ökonomischen Versorgung kumulieren in einer heute gegenüber dem 19. Jahrhundert weitaus bedeutsameren Sichtweise des Individuums mit den Ansprüchen nach Verliebtheit, Erotik, Sexualität, Geilheit, Liebe und Treue bei der einen Person und dies möglichst ein Leben lang (Schmidt, 1988). Solche Überfrachtung von Ansprüchen birgt zumindest ein erhöhtes Risiko, in der Realität zu scheitern und hat Auswirkungen auf die Sexualität.

Frauenbewegung und sexuelle Liberalisierung

Weibliche sexuelle Selbstbestimmung: Die Frauenbewegung hat einen ganz erheblichen Anteil an der heutigen Akzeptanz weiblicher Lust. Die durch die 68er Generation mitbedingte sexuelle Liberalisierung muss aus heutiger Sicht allerdings als kritisch in Bezug auf die Einforderung von sexueller Selbstbestimmung der Frauen gesehen werden: Die „freiere" Sexualität dieser Jahre war hauptsächlich männlich dominiert und unterstellte eine Gleichartigkeit von männlicher und weiblicher Sexualität. Als dies von Frauen erkannt wurde, kam es zu einem Rückzug und einer Besinnung auf eine weibliche, von Männern verschiedene, Sexualität (Meulenbelt, 1988).

> Diese Debatte vermischte, wie bei anderen Diskussionen um Geschlechtsunterschiede, Gleichartigkeit und Gleichwertigkeit von Frauen und Männern. Sie hat u. a. gleichwohl für Frauen und Männer ein freieres Sprechen über Sexualität ermöglicht. Dies war die Bedingung dafür, zu erkennen, wie variantenreich weibliche Sexualität ist, inwieweit Frauen und Männer verschieden sind und wo sie sich ähneln.

Weibliche „Neosexualitäten": Gesellschaftliche Debatten über die Geschlechterdifferenz, dann über „sexuelle" Gewalt gegen Frauen und die momentane gesellschaftliche Konfrontation mit „Neosexualitäten", wie Sigusch (2001b) sie nennt, haben einen Einfluss auf die Vorstellungen weiblicher Sexualität gehabt und haben sie noch. Mit Neosexualitäten sind Gruppierungen von Menschen mit besonderen sexuellen Vorlieben gemeint, die früher als Perversionen angesehen wurden (Lack und Leder, sadomasochistische Praktiken). Sie bekennen sich heute öffentlich dazu, suchen gesellschaftliche Akzeptanz und finden diese auch teilweise.

Gesellschaftliche Diskurse

1.9 Individueller und gesellschaftlicher Druck auf Frauen, sexuell zu funktionieren

Druck auf Frauen: Die sexuelle Identität von Frauen wurde bis zur sexuellen Liberalisierung noch ganz unter dem Diktat einer traditionellen psychoanalytischen Sichtweise als „Defizitmodell" zum Mann begriffen. Die Bevorzugung eines reifen, „erwachsenen", vaginalen Orgasmus gegenüber dem eines klitoridalen Orgasmus hat einen noch wirksamen Eindruck auf das Erleben von Frauen hinterlassen, der auch in die (Fremd-) Beurteilung von sexuellen Störungen bei Frauen miteingegangen ist.

Die Frau: ein „Defizitmodell"?

> Heute können sich Frauen zwar zu ihrer Sexualität, z. B. auch zu sadomasochistischen Praktiken oder zu Cyber-Sex, bekennen, das Internet für die Partnerwahl nutzen und als anregend für die eigene Sexualität begreifen. Dieser Aspekt erhöht aber auch den Druck auf die einzelne Frau, neuen sexuellen Normen zu genügen, was Störungen der Sexualität mitbedingen kann.

Sexuelle Norm und individuelle Vergleichsmaßstäbe: Vorstellungen über Sexualität, sexuelles Erleben und sexuelle Praktiken sind gesellschaftlichen

Individueller Vergleich mit Normen

Normen unterworfen. Aber auch sexualwissenschaftliche Erkenntnisse, wie z. B. dass Frauen prinzipiell zu mehreren Orgasmen hintereinander in der Lage seien oder dass sie eine zeitlich gegenüber dem Mann längere Verlaufskurve der sexuellen Erregbarkeit hätten, wirken auf das individuelle Erleben zurück, indem Vergleichsmaßstäbe gesetzt werden. Individuelle Abweichungen können dann als „nicht normal" verstanden werden und so zu Störungen beitragen.

„Sexuelles Funktionieren" vs. „Begehren"

Neuer Fokus. Entwicklung des Begehrens: Neuerdings steht gerade im Zusammenhang mit Berichten über eine neue Lustlosigkeit bei Frauen und Männern das Begehren im Zentrum der Aufmerksamkeit. Es wird dabei beklagt, dass die gesellschaftlichen Entwicklungen dazu beigetragen haben, das sexuelle Funktionieren über das Begehren gestellt zu haben; allerdings sollen auch die Entwicklungen innerhalb der Sexualwissenschaften und der Sexualtherapie ihren Beitrag dazu geleistet haben (Clement, 2001).

Die „wahre" weibliche Sexualität: Die Frage, ob es eine eigene, weibliche Sexualität gibt, die etwas anderes als das logische Gegenstück männlicher Sexualität ist (z. B. passiv vs. aktiv, empfangend vs. gebend, sich unterwerfend vs. fordernd usw.), kann noch nicht beantwortet werden; weibliche Sexualität verändert sich unter dem Diktat gesellschaftlicher Diskurse wie z. B. über Gleichwertigkeit der Geschlechter, der Geschlechtsdifferenzen und sexueller Gewalt (Alberoni, 1987; Hagemann-White, 1986; Hite, 1977).

Sexuelle Varianten heute akzeptierter

Viele Menschen definieren und leben ihre sexuellen Vorlieben und Varianten neu. Sie suchen dabei nach gesellschaftlicher Akzeptanz: Beispiele dafür sind das neue Selbstverständnis von Lesben und Schwulen, das Bekenntnis zu ungewöhnlichen Praktiken, oder die Transvestiten- und Transsexuellenbewegung. Auch die relativ neue Orientierung an Intersexualität – ein Springen zwischen den Geschlechtern und den Geschlechtsrollen und den damit verbundenen sexuellen Kontaktaufnahmen – legen ein verändertes Denken in Bezug auf die Geschlechtsrollenstereotypien nahe.

Gesellschaftlicher Druck als Beitrag zur Entwicklung von sexuellen Störungen
– mediale sexuelle Freizügigkeit
– sexuelle Liberalisierung
– sexualwissenschaftliche Normierungen (z. B. multiple Orgasmen)
– „Begehren" als neuer Standard
– gesellschaftliche Diskurse (Gleichheit, Differenz, sexuelle Gewalt)
– gesellschaftliche Betonung von Neosexualitäten
– Anspruch auf weibliche Kompetenz zur Vorsorge gegen AIDS
– konfliktreiche Vergleichsmaßstäbe mit familiär vermittelten Werten

1.10 Sexualverhalten und Erleben von Frauen

Repräsentative Studien über das Sexualverhalten sind entweder alt (Kinsey et al., 1953; RALF Report, 1978; Schnabl, 1973), stammen nur z. B. aus dem amerikanischen Raum und beziehen sich nur auf Studenten und Studentinnen bzw. auf besondere Altersabschnitte. So sind neuere Daten über Jugendliche, Frauen nach der Menopause, oder auch ältere Menschen eher zu erhalten als über das mittlere Erwachsenenalter (Boeger & Mantey, 1998).

Eingeschränkte Repräsentabilität

Spektrum sexueller Verhaltensweisen: Das Spektrum sexueller – heterosexueller sowie lesbischer – Verhaltensweisen reicht von der Masturbation, Zärtlichkeiten, Petting bzw. manueller Stimulation, über oralen Sex (Fellatio, Cunnilingus), genitalem und bis hin zu analem Sex. Bei allen Praktiken können stimulierendes oder die Stimulation erleichterndes Material zum Einsatz kommen (Gleitmittel, Cremes, Vibratoren, Dildos usw.). Die meisten Frauen akzeptieren eine Koitusstellung, bei der sie selbst auf dem Rücken liegen, die ihnen aber wenig Regie über die ihnen angenehme Bewegung überlässt und die die sexuelle Lust und den Orgasmus beeinträchtigen kann. Trotzdem fühlen sich nicht alle Frauen bei dieser Stellung beeinträchtigt, sondern sie empfinden sie auch als befriedigend (Langer & Langer, 1988).

Spektrum

Jugendliche und Studentinnen: Die Studien über Jugendliche und Studentinnen zeigen, dass junge Frauen seit den 70er Jahren tendenziell ihr Sexualverhalten geändert haben: Mädchen scheinen in heterosexuellen Beziehungen etwas mehr als früher die Kontrolle darüber zu übernehmen, wann und wie sexuelle Kontakte aufgenommen werden. Die Zeitspanne zwischen Petting und dem ersten Koitus ist größer geworden, eine noch in den 70ern festgestellte Vorverlagerung der sexuellen Aktivitäten hat sich aber für die Mädchen nicht weiter fortgesetzt. Sie sind heute darüber hinaus deutlich unzufriedener mit dem sexuellen Erleben (Schmidt et al., 1993).

Nur tendenziell heute autonomer

Familienmodelle: Zwar wollen mehr Mädchen als früher an Partnermodellen festhalten, die eine eigene Berufstätigkeit beinhaltet, immerhin ein Viertel der Mädchen aber hat noch eher traditionelle Vorstellungen (Planungen, bei vorhandenen Kindern, halbtags berufstätig zu sein). Wenn sie schon früh planen, sich bei Kindern aus dem Berufsleben zurückzuziehen, kann dies die Entwicklung ihrer Autonomie im Hinblick auf das Erwachsenenalter untergraben, was sich auch auf das Selbstbewusstsein in der Sexualität auswirken könnte. Aber auch diejenigen, die eine eigene Berufstätigkeit bei gleichzeitigem Kinderwunsch favorisieren, könnten Schiffbruch bei der Durchführung ihrer Vorstellungen erleiden. Besonders in Deutschland gibt es eine äußerst mangelhafte Kinderbetreuung und die verbreitete Ansicht, die ersten 3 Jahre nach einer Geburt habe die Mutter zu Hause zu verbringen. Dies könnte, gerade wenn 2 Kinder geplant sind (6 Jahre!), zu Enttäu-

Scheiternde Familienmodelle und sexuelles Selbstbewußtsein

schungen und letztlich zu verringerter Selbstwirksamkeit führen. Das macht Frauen mutloser und lässt Erwartungen an die Partnerschaft unrealistisch werden. Auch auf die sexuelle Interaktion, das Begehren und Begehrtwerden wirkt sich dies aus, führt zu ungewollter Verschiebung der Rollen und zu Partnerproblemen.

Liebe und Treue: Liebe und Treue wird nach wie vor von Mädchen und jungen Frauen für sexuelle Beziehungen betont; sie bewerten sie heute noch positiver als in den 70er Jahren. Für die Durchführung des Geschlechtsverkehrs wird heute wie früher Liebe als Voraussetzung betont (80%, Schmidt et al., 1993); Untreue bewerten sie heute sogar restriktiver. Sie fordern Emotionalität für die Sexualität ein, nicht aber zwingend eine lebenslange Bindung (Böhm & Rohner, 1988).

Verhütungsverhalten: Das Verhütungsverhalten hat sich drastisch verändert: fast 80% der Mädchen geben an zu verhüten, meistens mit Pille oder Kondom. Aber auch wenn die Kondombenutzung zugenommen hat, so wird doch die Gefahr vermutlich subjektiv als gering eingeschätzt. Selbst wenn zunächst Kondome benutzt wurden, wird bei zunehmender Erfahrung und auch länger bestehender Partnerschaft auf die Pille übergegangen.

Sexuelle Sozialisation: Die Menarche (erste Menstruation) hat sich in den letzten 100 Jahren von 17 Jahren auf das Alter von 13 vorverlegt. Das bedeutet, dass Mädchen, obwohl sie sich selbst noch nicht unbedingt als Frau fühlen mögen, von der Familie und anderen sozialen Gruppierungen aber bereits als sexuelles Wesen wahrgenommen werden.

Wenn Mädchen beginnen zu masturbieren, probieren sie es im Alter von ca. 14 Jahren; dies führt allerdings nicht zu regelmäßiger Masturbation. Ca. 40% der heute 17-jährigen Mädchen haben Masturbationserfahrungen. Sie verfügen zwar über Erfahrungen, sind aber nicht sonderlich aktiv. Sie sind heute sogar weniger masturbationserfahren als früher. Diese Entwicklung ist recht unerwartet, gerade im Hinblick auf die Diskussion der Bedeutung der Masturbation für die sexuelle Autonomie der Frau.

Der Beginn von genitalem Petting und Koitus hat sich bei den Mädchen in den letzten 30 Jahren leicht vorverlagert. Das betrifft insbesondere das Petting, fast die Hälfte der Mädchen hat vor dem 16. Geburtstag diese Erfahrungen gemacht. Zwei Drittel der 17-jährigen Mädchen hat Pettingerfahrungen, ein Drittel hat einen Koitus erlebt. Dabei sind junge Frauen heute unzufriedener mit diesen Erfahrungen als noch in den 60er und 70er Jahren.

Veränderungen der Sexualität im Lebensalter: Jüngere Frauen verspüren heute weniger sexuelle Befriedigung. Erst im weiteren Lebensverlauf wird vermutlich die Fähigkeit, eigene Wünsche und die Kenntnisse über Reaktionen des eigenen Körpers damit in Einklang zu bringen und dies dem Partner auch mitteilen zu können, entwickelt. Über drei Viertel der erwachsenen Frauen erleben Orgasmen, allerdings nicht immer und nicht regelmäßig (Arentewicz & Schmidt, 1993).

Die Hälfte der über 60-jährigen Frauen praktiziert in verschiedenster Form Sex (Zettl & Hartlapp, 1997). Die sexuellen Wünsche sind noch deutlicher vorhanden: die Diskrepanz erklärt sich evtl. auch darüber, dass sich die Frauen Zärtlichkeit und Sex mit einem Partner wünschen, dieser aber häufig nicht vorhanden ist. Entweder ist die Frau ohne Partner, geschieden oder der Partner ist gestorben. Wenn ältere Frauen einen neuen Partner und Sexualität suchen, so müssen sie damit rechnen, dass teilweise immer noch negative Einstellungen zur Sexualität im Alter bestehen. Ein Viertel bis die Hälfte der Altersgruppen der über 85-jährigen Frauen praktiziert Selbstbefriedigung und zwei Drittel der 50- bis 90-jährigen berichtet von erotischen Tagträumen (Sydow, 1995).

Sexuelle Zufriedenheit: Wenn Frauen sexuelle Unzufriedenheit äußern, vermissen sie das persönliche und sexuelle Interesse bei ihren Partnern, eine emotionale Verbundenheit, beklagen zu kurze Stimulierungen und fühlen sich wenig entspannt. Zufriedene Frauen dagegen integrieren sexuell positive wie negative Erfahrungen und wissen, in welchen Situationen und bei

Zufriedene Frauen sind aktiver

Tabelle 5:
Sozialisation und Sexualverhalten der Frauen
(insbesondere nach Schmidt u. a. 1993 und neueren Studien)

Verhalten und Erleben	Durchschnitts- und prozentuale Informationen
Menarche	13 Jahre
Masturbation	Beginn: 14 Jahre
Pettingerfahrungen	fast 50% bis zum 16. Geburtstag, ca. 65% bis 17. Geburtstag
1. Koitus	17 Jahre
Erleben des 1. Koitus	heute unzufriedener als in den 80er Jahren
Orgasmus	Fähigkeit nimmt mit Alter zu, multiple möglich
Dauer der Stimulation bei Masturbation bis Orgasmus	ca. 4 min
Dauer des Koitus bis zum Orgasmus	45% in 3 min. 24%-43% 4-10 min., 1-2% länger als 10 min
lesbische Orientierung	knapp 1 %
sexuelle Probleme	25-63 % (je nach Studie)
Verhütung u. Prävention von AIDS	80% der Mädchen verhüten (Pille oder Kondom), bei dauerhaften Partnerschaften: Pille
Sex im Alter	abhängig von vorheriger Einstellung zu Sex (vorher zufriedene Frauen haben mehr Sex, unzufriedene weniger) Übergang zu Petting und Masturbation

welchen Stimulationen ihre Bedürfnisse zum Zuge kommen und gestalten aktiver ihr Sexualleben (Gromus, 1993; Langer & Langer, 1988).

Flexible Rollen *Lesbische Orientierung:* Lesbische Erfahrungen macht ca. 1/5 der jungen Frauen heute (Boeger & Manthey, 1998). Seit den 80er Jahren hat sich der Anteil lesbisch orientierter junger Frauen kaum verändert. Knapp 1% beschreiben sich heute als vorwiegend oder eindeutig lesbisch (Schmidt et al., 1998). Strikte Rollen innerhalb der Sexualität sind bei Lesben weniger vorhanden, so berichten fast alle Frauen davon, mal eine aktive, das andere Mal eine passive Rolle bei Kontakten zu übernehmen. Die meisten lesbischen Frauen halten emotionale Nähe zum Erreichen sexueller Befriedigung für wichtiger als einen Orgasmus (Akkermann, Betzelt & Daniel, 1990, Schreurs, 1993). Der bei allen übliche manuelle Sexualkontakt wird bei einem Drittel durch Körper-Körper-Kontakt ergänzt. Knapp ein Drittel benutzt Gegenstände, die in die Scheide eingeführt werden.

1.11 Sex in verschiedenen Lebensabschnitten in Bezug zur Entwicklung von sexuellen Störungen

> **Beachte:** In der sexuellen Sozialisation von Frauen sind verschiedene Lebensabschnitte für die Entwicklung weiblicher Sexualität und für deren Störungen bedeutsam. Für einen großen Teil der weiblichen Bevölkerung verlaufen diese Lebensabschnitte relativ unproblematisch. Selbst wenn sie problematisch verlaufen, können aus anderen Bereichen Ressourcen und Bewältigungsformen, verbunden mit positiven sexuellen Erfahrungen, genutzt werden, um Sexualität positiv zu bewerten und zu genießen.

1.11.1 Kindheit

Erwünschtheit als Mädchen Mitentscheidend für die weibliche Identität und die sexuelle Entwicklung ist die Akzeptanz und Erwünschtheit als Mädchen. Von Bedeutung ist auch, welches Modellverhalten das Mädchen bei den Eltern in Bezug auf die Wertigkeit der Frau in der Partnerschaft und der Familie beobachten kann, welche zärtlichen oder erotischen oder sexuellen Verhaltensweisen wahrnehmbar sind und für wie bedeutsam weibliche Geschlechtsmerkmale oder Weiblichkeit gehalten wird. Der Umgang mit Fragen zur Sexualität vermittelt den Mädchen, dass Sexualität nicht nur etwas Geheimnisvolles ist. Behinderungen beim Fragen, Suchen und Forschen stören die Differenzierung eigener sexueller Wünsche.

Elterliche Modelle Mädchen benötigen Mütter, die sexuell als glücklich erlebt werden und auch andere Tätigkeiten ausüben (Beruf, Freizeit). Sie benötigen auch andere weibliche und männliche Pflegepersonen um sich später „unzerstörbarer" zu fühlen (Hettlage-Varjas, 1987). Verinnerlichungen solcher Mütter schützen Mädchen davor, später wieder die „Gute Mutter" spielen zu müssen und eigene Interessen und auch die eigene Sexualität aufzugeben.

Missbrauch

Sexueller und körperlicher Missbrauch an Mädchen kann vor allem zu sexuellen, interaktionellen sowie partnerschaftlichen Schwierigkeiten führen (Richter-Appelt, 1997). Nicht eindeutig geklärt ist, welche Schutzfaktoren und Bewältigungsformen eine solche Entwicklung verhindern (Gromus, 1998). In einem Drittel der Fälle von angezeigtem Missbrauch stammen die Täter aus dem familiären oder befreundeten Umfeld. Wenn Männer an der Erziehung ihrer Kinder nicht beteiligt sind (oder auch werden), gehen sie auch weniger Bindungen ein. Das mag mit ein Grund sein, dass manche Männer kein instinkthaftes Schutzverhalten entwickeln und sexuelle Übergriffe durchführen.

1.11.2 „Latenzzeit"

Keine „sexuelle Latenz"

Es wird immer wieder behauptet, dass Mädchen in der vorpubertären Zeit – der sogenannten Latenzzeit – sich zurückzögen und Sexualität in den Hintergrund trete. Systematische Anamnesen von erwachsenen Frauen bezüglich dieser Zeit weisen allerdings auf eine Fülle von Aktivitäten hin, deren Bedeutung im sexuellen Vorprobieren liegen könnte, z. B. Doktorspiele und Krankenhausspiele, das Vater-Mutter-Spielen sowie die Selbsterkundung des Körpers mit Masturbation (Gromus, 1993). Dies bestätigen Befunde von Goldmann und Goldmann (1983) bei 838 Kindern im Alter von 5 bis 15 Jahren.

1.11.3 Pubertät

Offene Kommunikation

Inwieweit das Mädchen auf ihre Menstruation vorbereitet ist und wie die Umwelt darauf reagiert, beeinflusst das Mädchen in Bezug auf die weitere Entwicklung ihrer Weiblichkeit. Freut sich die Mutter, wie geht der Bruder und der Vater damit um? Auch wenn auf der kognitiven Ebene heute (durch Schule, Filme, Werbung für Tampons, AIDS-Kampagnen usw.) vermittelt wird, dass z. B. über Menstruation offen gesprochen werden kann, ist dies im persönlichen Bereich nicht erwünscht. Über ihre Menstruation sprechen Frauen, auch Mütter, eben wenig. Tampons, Binden und Blut sind auch in relativ toleranten Familien nichts Selbstverständliches.

Die zunehmende Akzeptanz von Sexualität hat keineswegs immer für eine größere Autonomie der jungen Mädchen gesorgt. Besorgt in Bezug auf sexuelle Bedrohungen der Mädchen, vermitteln Eltern auch heute Vorsicht, Zurückhaltung und verbieten teilweise autonomes Verhalten, z. B. in die

Disco zu gehen. Eine Stärkung der Autonomie und Selbstsicherheit schützt sie langfristig allerdings mehr und hat gleichzeitig nicht so fatale Folgen für das eigene körperliche Selbstvertrauen (Helfferich, 1987).

Der Entwicklung der Wahrnehmung und Äußerung von autonomen sexuellen Bedürfnissen steht zuweilen der Gruppendruck gleichaltriger gegenüber, sich sexuell zu betätigen, obwohl sie das Bedürfnis noch nicht haben. Sich dagegen zu wehren, fällt umso schwerer je unsicherer sich das Mädchen seiner selbst ist.

Vernachlässigt wird in der Diskussion der weiblichen Sozialisation bisher die Rolle des Vaters. Er kann ihre Entwicklung fördern, indem er die sich entwickelnde Sexualität der Tochter akzeptiert und stützt. Väter könnten allerdings heute besonders verunsichert sein, an der Entwicklung der Mädchen interessiert zu sein, werden doch die Grenzen für sexuellen Missbrauch in manchen gesellschaftlichen Gruppierungen weit gefasst. Mütter und Väter oder andere Bezugspersonen sollten Mädchen in der Wahrnehmung eigener Bedürfnisse bestärken.

> **Beachte:** Mädchen sollten lernen, zu kommunizieren, was sie wünschen oder nicht wünschen. Je selbstsicherer Mädchen erzogen werden, umso besser sind sie geschützt gegen Schuldgefühle und Misserfolgserwartungen im Hinblick auf ihre Sexualität und auch gegen sexuelle Übergriffe. Mädchen, denen die Entdeckung des eigenen Körpers verwehrt wurde, betrachten den Mann als Erlöser und geben die Verantwortung für das sexuelle Geschehen ab.

1.11.4 Jugend und frühes Erwachsenenalter

Beim ersten heterosexuellen Kontakt trifft die Frau meist auf einen in der Regel besser vorbereiteten Mann. Der erste Geschlechtsverkehr findet auch heute noch bei einer Reihe von Mädchen unter normativem Druck, Angst vor Schmerzen, vor Blut und vor Schwangerschaft statt, selbst wenn sie verhüten. Solche Umstände können bereits zur Vermeidung von Sexualität führen. Im ungünstigsten Fall wird der Partner, weil das Mädchen Sexualität vermeidet, Druck ausüben, und die junge Frau wird Angst haben, ihn zu verlieren. Sie gibt dann nach und der Mann erlebt eine Bestätigung seines Konzepts, nur auf diese Weise etwas zu erreichen.

1.11.5 Schwangerschaft

Die Auswirkungen einer Schwangerschaft auf die sexuelle Appetenz zeigt große inter- und intraindividuelle Unterschiede auch in Abhängigkeit von

Phasen der Schwangerschaft. Im ersten Vierteljahr kann die sexuelle Lust abnehmen, während sie im 2. Quartal zuzunehmen scheint, allerdings verbunden mit besonderen Vorlieben: weniger Geschlechtsverkehr, vermehrte Masturbation und gegenseitiges Masturbieren. Diese Veränderung der Wünsche kann dann auch zu Partnerproblemen führen, wenn die vorherige Sexualität eher genital ausgerichtet war.

1.11.6 Zeit nach der Geburt eines Kindes

Frauen stehen nach der Geburt eines Kindes unter dem eigenen Anspruch und Ansprüchen des Partners, Sexualität so wieder zu beginnen, wie sie vor der Schwangerschaft bestanden hat. Sexualität muss aber nun organisiert werden, da Zeiten nicht mehr unbegrenzt zur Verfügung stehen. Spontaner Sex ist nicht mehr möglich. Durch die Erschöpfung, Veränderungen ihres Körpers, Befürchtungen, nicht mehr attraktiv zu sein und die zumindest zeitweilige Aufgabe des Berufs kann die Frau den Teil ihrer bisherigen Identität verlieren, der bisher ihr Stärke, Attraktivität und Selbstsicherheit ausgemacht hat.

„Organisierte" Sexualität

1.11.7 Mittleres Erwachsenenalter und Klimakterium

Die Veränderungen des Körpers kollidieren mit den zur Zeit üblichen Attraktivitätsvorstellungen wie straffe Muskulatur, kein Fett, lange, seidige Haare, runde stehende Brüste. Frauen in diesem Alter beurteilen sich besonders negativ. Dadurch besteht die Gefahr, sich aus sexuellen Begegnungen zurückzuziehen. Manche Frauen fühlen sich allerdings in dieser Zeit sexuell besonders erlebnisfähig, vermutlich auch wegen des Wegfalls der Betreuung von Kleinkindern und nach dem Klimakterium wegen des Wegfalls von Schwangerschaftsbefürchtungen.

Attraktivitätsverlust und neue Erlebnisfähigkeit

1.11.8 Spätes Erwachsenenalter

Frauen sind bezüglich eines aktiven sexuellen Lebens im Alter widersprüchlichen Erwartungen ausgesetzt. Auf der einen Seite soll lang ausgeübte Sexualität jung und gesund erhalten, andererseits werden ältere Frauen, die ihre Wünsche nach Sexualität ausdrücken, belächelt. Das Spektrum sexueller Aktivitäten älterer Frauen weist qualitativ und quantitativ große Unterschiede auf. 80- bis 102-jährige Frauen berichten von einer Verlagerung auf Sexualität ohne Geschlechtsverkehr: Streicheln, Zärtlichkeit, Masturbation (Bretschneider & McCoy, 1988).

Widersprüchliche Erwartungen

37

1.12 Rolle von sexuellen Phantasien

Sexuelle Phantasien sind weit verbreitet, 90% der Frauen haben Phantasien während des Geschlechtsverkehrs und ca. 75 % bei der Selbstbefriedigung (Gromus, 1993). Dabei können diese unterschiedliche Funktionen für die Frauen einnehmen, sie dienen der sexuellen Stimulierung, als Ersatz für unbefriedigende Sexualität, aber auch als Ablenkung und Bewältigung vom Alltag. Das Vorhandensein von sexuellen Phantasien deutet nicht auf sexuelle Unzufriedenheit hin, sondern wird von Frauen als eigene zusätzliche Erlebensqualität verstanden. Frauen mit sexuellen Schwierigkeiten haben gegenüber Frauen ohne Probleme kaum andere Inhalte, sie bewerten die sexuellen Phantasien allerdings negativer und haben ihretwegen Schuldgefühle.

Sexuelle Phantasien können von Frauen als ein Potential verstanden werden, das ihnen Aufschlüsse über reale Wünsche geben kann. Besorgnis lösen manchmal Phantasien aus, in der die Frau überwältigt wird, sich nicht wehrt. Fälschlicherweise werden sie oft „Vergewaltigungsphantasien" genannt. Sie sind aber eher Angst-Lust-Phantasien, in denen die Frau selbst die Regie in der Phantasie über Gefühle des Begehrtwerdens, sich Auslieferns und der Hingabe übernimmt.

Phantasien mit devianten Inhalten scheinen eher selten zu sein. Wenn sie vorhanden sind, ist dies nicht unbedingt auch mit dem ausgeführten Verhalten identisch und wird auch nicht real gewünscht. In seltenen Fällen können sie ein Hinweis auf eine psychopathologische Störung, nicht aber deren Nachweis, sein.

2 Störungstheorien und Modelle

Komplexe Theorien zur Genese sexueller Störungen sind aus der Psychoanalyse bekannt. Diese rekurrieren auf ein Sexualitätskonzept, das die sexuelle Entwicklung und Fehlentwicklung in einen Zusammenhang mit der Entwicklung von Neurosen und der Paraphilien bringt. Nur peripher wird die Entwicklung von sexuellen Störungen einbezogen. Die mitbedingenden, somatisch wirksamen und gesellschaftlichen Faktoren einer sexuellen Störung, aktuell wirksame Störungsfaktoren, individuelle und sozial im Lebensverlauf wirksame sowie kognitiv-behaviorale Faktoren bezieht diese Theorie nicht mit ein.

Bezugnehmend auf Forschungsergebnisse aus den unterschiedlichsten Fachdisziplinen müssen mehrere Faktoren berücksichtigt werden, die die Auslösung und Aufrechterhaltung der sexuellen Störung betreffen: situative Faktoren sowie individuelle Erfahrungen, die bis in die frühe Kindheit reichen können. Warum sexuelle Störungen im Lebensverlauf auftreten, ohne zu chronifizieren, hat mit den individuellen Ressourcen zu tun, die eine Frau entwickelt hat, z.B. die Probleme auch auf Bedingungen außerhalb ihrer eigenen Person zu beziehen.

Multimodales Erklärungsmodell

> **Beachte:** Um eine sexuelle Störung im individuellen Fall zu verstehen und therapeutisch bearbeiten zu können, hat es sich als sinnvoll erwiesen, bei der multikausalen Erklärung der Störung prädisponierende Faktoren, auslösende und aufrechterhaltende Bedingungen zu trennen. Dieser Ansatz leuchtet auch Patientinnen unmittelbar ein, weil er ihre konkreten Probleme aus der individuellen Sozialisation mitberücksichtigt und ihre sexuelle Problematik nicht auf einen neurotischen Grundkonflikt reduziert.

2.1 Entstehungsbedingungen

Es lassen sich in der Regel keine spezifischen Probleme ausmachen, die eine bestimmte Störung auslösen. Tendenziell führen sexuelle Gewalterfahrungen eher zu Aversion gegen Sexualität und Dyspareunien als zu anderen Störungen. Frühe ungünstige Lebenserfahrungen in Bezug auf Körperfeindlichkeit, frühe Fokussierung auf Sauberkeit, die Unterdrückung von Gefühlen, Tabuisierung der sexuellen Entwicklung als Mädchen, negative Modelle der Eltern in Bezug auf Zärtlichkeit und Sexualität und die Wertigkeit des Weiblichen im familiären Umfeld wirken als Risikofaktoren für die Entwicklung von Sexualängsten. Sexualängste können zu Passivität führen, die ihrerseits verhindern, dass die Frau positive Erfahrungen macht. Wenn die Frau mit Angst sexuelle Aktivitäten mitmacht, kann dies zu negativen Erwartungen im Hinblick auf weitere sexuelle Kontakte führen. Solche Angsterwartungen sind mit Anspannungen verbunden, die dann wiederum durch das Erleben von Missempfindungen bestätigt werden (Selbstverstärkungsmechanismus).

Prädisponierende und auslösende Faktoren
– Unsicherheit und Minderwertigkeitsgefühle,
– mangelnde Akzeptanz als Mädchen in der Familie
– Erziehung zu übertriebener Sauberkeit und Gefühlskontrolle
– soziale Ängste
– Sexualängste

39

- sexuelle Gewalterfahrungen
- Sexualität tabuisierende Erziehung
- Probleme mit der Geschlechtsidentität
- Probleme mit der sexuellen Orientierung (heterosexuell, lesbisch oder bisexuell)
- sexuelle Mythen und Idealvorstellungen über Mann und Frau
- Unwissen und Mangel an Information
- Unerfahrenheit mit dem eigenen Körper (z. B. kaum Masturbation)
- mangelnde Kommunikationsfertigkeiten (verbal und nonverbal)
- Unzufriedenheit, Belastungen und Stress in anderen Lebensbereichen (Berufliche Belastungen, Schwangerschaft und Geburt, „Hausfrauen- und Mutterdasein")
- Partnerschaftskonflikte und mangelhafte Kommunikation
- organische Besonderheiten wie Dammschnitt, Geburt
- Depression und andere psychiatrische Erkrankungen

Beachte: Angst verhindert über die Blockierung des autonomen Nervensystems die sexuelle Erregung. Außerdem sind die begleitenden Kognitionen und Empfindungen konträr zu dem Gefühl von Entspannung. Gerade von diesem Gefühl der Entspannung betonen Frauen, sich nur so auf Sexualität einlassen und diese auch genießen zu können. Auch Gefühle wie Scham, Ekel und Schmerzen (mit Ausnahme seltener sadomasochistischer Praktiken) sind mit lustvollem sexuellen Verhalten und Erleben selten vereinbar.

Beeinflussungen aus dem familiären Umfeld betreffen auch die Einstellungen der Sexualität gegenüber. Sie kommen in Mythen, wie Sex sein sollte oder wie die Frau oder der Mann ist, zum Ausdruck, die die eigene Sexualität verhindern. Beispiele für solche Mythen sind:

Sexuelle Mythen
- eine gesunde Frau hat immer einen Orgasmus,
- Ziel ist beim Sex immer der Orgasmus,
- Frauen sind gestört, wenn sie beim Koitus nichts empfinden,
- keinen Sex zu haben ist ungesund und führt zu anderen Problemen,
- ein Mann will und kann immer,
- Leidenschaft bedeutet Liebe,
- keine Leidenschaft ist ein Hinweis auf mangelnde Liebe,
- Sex muss spontan stattfinden,
- Frauen im Klimakterium haben keine Lust auf Sex,
- Frauen wollen weniger und Männer mehr Sex,
- Frauen brauchen immer ein langes Vorspiel usw.

Mythen beeinflussen die Erwartungen an Sex und können, besonders wenn die Kommunikation zwischen den Partnern mangelhaft ist, zu Missinterpretationen gerade auch von nonverbalem Verhalten führen.

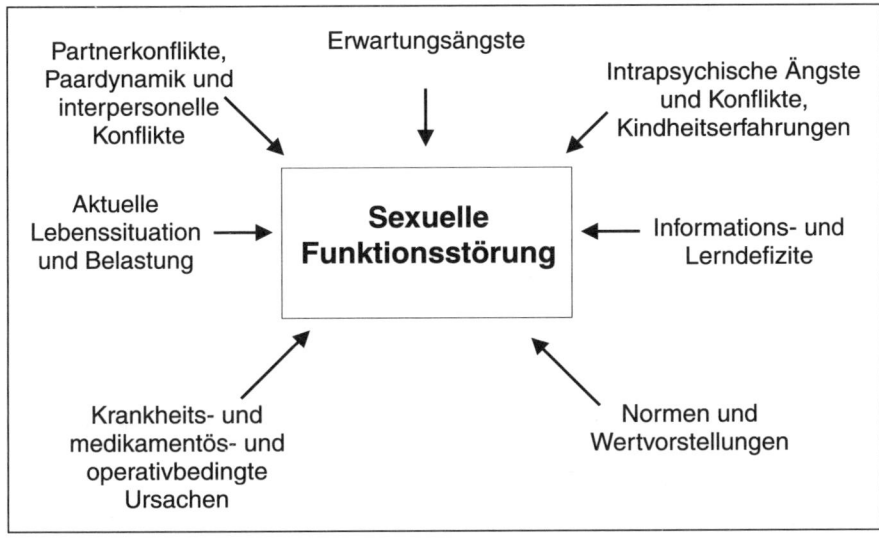

Abbildung 3:
Faktoren, die die sexuelle Funktionsstörung bei Frauen beeinflussen
(modifiziert nach Zettl & Hartlapp, 1997)

Beachte: Interpretationen, denen die Frau nicht zustimmt, sollten fallengelassen werden. Die vielfältigen Bedingungen sind nur Möglichkeiten, ein Verständnis von der Störungsentstehung zu entwickeln. Die von der Psychoanalyse her gewohnte Betrachtungsweise von der Störung auf bestimmte Konflikte zu schließen, verbietet sich hier im Umgang mit der Patientin besonders. Dies wäre eine Wiederholung der Erfahrung, von anderen bestimmt zu werden und mitgeteilt zu bekommen, was die Frau von sich und ihren Problemen zu halten hat.

2.2 Aufrechterhaltende Faktoren

Einer der zentralen Aspekte, die die sexuellen Störungen aufrechterhalten, sind die nach einem sexuellen Erlebnis entstandenen negativen Gefühle sowie negative Rückmeldungen durch den Partner. Ist die sexuelle Aktivität mit Ängsten verbunden und hat sich deswegen keine sexuelle Erregung aufgebaut, werden die Ängste wegen der vorher erlebten Missempfindungen wiederum bestätigt. In der Folge dann werden Ängste verstärkt, und Sexualität wird eher vermieden. Diese Vermeidung reduziert zwar die Ängs-

Sexuelle Ängste

te, die Frau wird aber dann noch aufmerksamer Zeichen des Partners interpretieren, die zum Sex führen könnten.

Sexualängste werden in der unten dargestellten Auflistung als Hilfe für die Diagnostik zusammengefasst. Die Vermeidung solcher Ängste, die Abwehr von sexuellen Aktivitäten oder Blockierung einer Hingabe in sexuellen Situationen, werden dabei als Schutz vor diesen Ängsten verstanden. Solche Ängste, die z. T. in der Kindheit bereits gelernt wurden, können dann durch bestimmte Partnerkonstellationen wieder aktualisiert werden.

Sexuelle Ängste
– Angst vor der sexuellen Betätigung
– Angst vor Kontrollverlust
– Angst vor Enttäuschungen
– Angst vor phantasierter oder realer Bestrafung (z. B. internalisierte Eltern)
– Angst, keine richtige Frau zu sein (Geschlechtsidentitätsängste)
– Angst vor eigenen aggressiven Wünschen
– Angst vor Wünschen des Partners
– Angst vor männlicher Dominanz
– Angst vor Schwangerschaft
– Angst vor Ansteckung
– Angst, Erwartungen nicht zu genügen (eigenen Ansprüchen oder denen des Partners)
– Erwartungsängste

Sexuelle Erfahrungen und Erwartungen

Mit Sexualität verknüpft sind Erwartungen im Hinblick auf Lust, Leidenschaft und Nähe. Aber auch Wünsche nach konkreten Praktiken, lassen Leistungsängste entstehen, diesen Erwartungen nicht zu genügen. Die Erfahrung, bestimmten Erwartungen nicht genügt zu haben, löst weitere Erwartungsängste aus, die zu einem Teufelskreis führen. Darüber hinaus werden die mit den Erwartungsängsten verbundenen Mythen gleich mit bestätigt und verfestigen sich weiter (s. Kapitel 2.1).

Die Erwartungen an die Sexualität, was sie leisten soll und was sie u. U. auch ersetzen soll, werden umso höher je langweiliger, monotoner oder auch belastender die sonstige Lebensgestaltung individuell und in der Partnerschaft ist.

42

2.3 Erklärungsmodell

Das lerntheoretische Modell nutzt zur individuellen Erklärung einer Störung einerseits ätiologisches Wissen aus den verschiedensten Disziplinen und andererseits die konkreten aufrechterhaltenden Bedingungen, deren Rolle sich aus den Lerngesetzen ableiten lassen. Dabei wird davon ausgegangen, dass eine ungestörte Sexualität für die Frau durch angenehme innere und äußere Bedingungen zu Erregung und sexueller Zufriedenheit führt: z. B. dadurch, dass sie entspannt ist und dass der Partner sexuell kommuniziert und zärtlich ist. Dies wirkt sich als positiver Verstärker auf das weitere Ausleben sexueller Bedürfnisse aus. **Lerntheoretisches Modell**

Bei einer Störung wirken die Ausgangsbedingungen – innere und äußere – durch die bisherigen negativen Einstellungen, Erwartungen und individuell entwickelte Ängste, und ein u. U. unsensibler Partner, auf das Erleben ein (s. Abbildung 4). Wegen der mit Angst inkompatiblen, jetzt mangelnden Erregung kommt es nicht zu sexueller Lust, sondern zu Schmerzen und sexueller Unzufriedenheit. Diese negative Beendigung wirkt wie ein negativer Verstärker, eine Bestrafung. Das unangenehme Erleben bestätigt vorher bestehende Ängste, und es kommt zu einer negativen Erwartungshaltung in Bezug auf sexuelle Situationen. Noch komplikationsreicher wird der Sex **Innere und äußere Bedingungen**

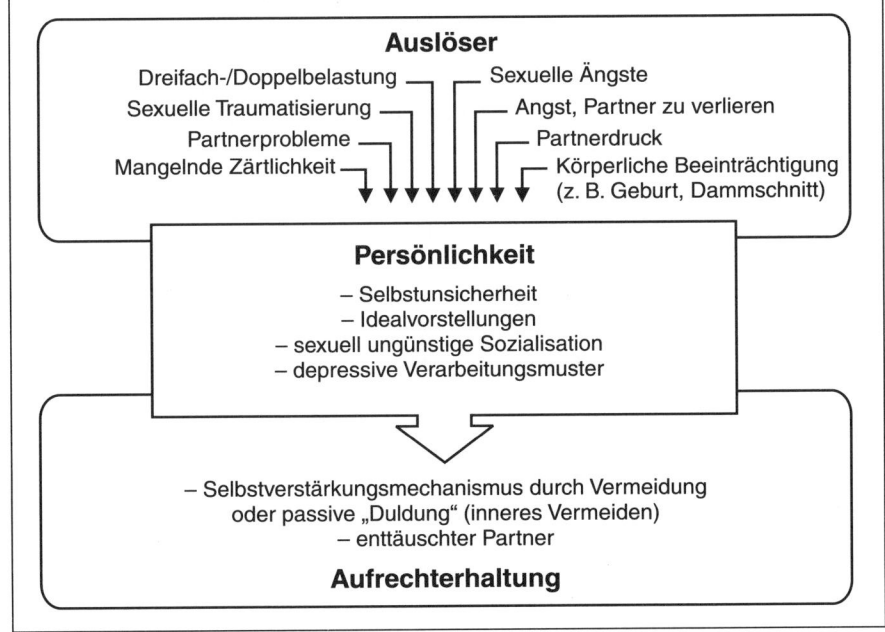

Abbildung 4:
Entstehung und Aufrechterhaltung von sexuellen Funktionsstörungen bei Frauen
(modifiziert nach Kockott & Fahrner, 2000)

dann erlebt, wenn der Partner auch noch seine Unzufriedenheit deutlich macht – ein weiterer negativer Verstärker. Solche Ergebnisse sexueller Interaktionen führen dann zu Vermeidung von Sex, zur Chronifizierung oder zu einem passiven Erdulden, eine Form der inneren Vermeidung, vielleicht um den Mann nicht an eine andere Frau zu verlieren.

3 Diagnostisches Vorgehen und Therapieplanung

Entwicklung gemeinsamer Sichtweisen

Eine Bestandsaufnahme der sexuellen Probleme und die Verbindung zu anderen Bereichen wird gemeinsam mit der Patientin und mit ihrem Partner vorgenommen (s. Kapitel 3.4), um aufgrund einer gemeinsam entwickelten Sichtweise für die Entstehung und Aufrechterhaltung der Störung eine Therapieplanung vornehmen zu können (Zum Vorgehen bei Frauen ohne Partner oder unwilligen Partner s. Kapitel 5.4). Bei einer längeren Therapie werden durch die Bearbeitung von bisher vermiedenen Ängsten die Bedingungen deutlicher, die die Störung aufrechterhalten.

Gesprächshürden beheben

Für die meisten Frauen mit sexuellen Problemen bedeutet aber die Kontaktaufnahme wegen dieser Probleme mit einem Arzt oder einer Ärztin bereits eine große Hürde. Sie brauchen den Raum, die Zeit und einen Gesprächspartner oder eine -partnerin, die ihnen hilft, das Problem anzusprechen.

Frauen sind es gewohnt, mit männlich dominierten sexuellen Einstellungen zu leben und antworten auf die Frage „Haben Sie Probleme beim Sex?" mit „nein", obwohl sie unzufrieden sind. Männliche Untersucher sollten deshalb sich mit weiblichen Sozialisationen und sexuellen Wünschen vertraut machen. Aber auch Untersucherinnen verkennen manchmal, dass Vorstellungen anderer Frauen von ihren eigenen abweichen.

Die Patientinnen glauben manchmal, dass Therapeuten und Therapeutinnen keine sexuellen Probleme hätten und haben darum noch größere Angst davor, solche Probleme anzusprechen. Kein Therapeut und keine Therapeutin ist frei von sexuellen Problemen im eigenen Leben. Es schadet auch nicht, wenn diese bei manchen Themen unsicher sind. Im Gegenteil verhindert dies manchmal, dass Frauen sich der „kompetenten" Person gegenüber klein und ohnmächtig fühlen. Fortbildung und Supervision, die eine Konfrontation mit eigenen Einstellungen und Problemen sowie die Auseinandersetzung mit einer für diesen Bereich angemessenen Sprache beinhaltet, verhilft zu einem besseren Verständnis der Frauen. Manche Patientinnen überlegen auch vor einem solchen Gespräch, wie schwer es wohl dem Arzt oder der Ärztin fallen mag, über Sex zu sprechen, so dass sie geneigt sind, diese zu schonen. Wenn dann noch der Arzt oder die Ärztin glaubt, dass es der Patientin zu schwer fällt, so vermeiden sie beide das Gespräch darüber.

> **Beachte:** Wenn sexuelle Störungen zur Sprache kommen, sollte immer auch die Frage nach Gewalterfahrungen gestellt werden, wenn auch nicht beim ersten Kontakt; und: sexuelle Probleme sollten niemals Patientinnen unterstellt werden, wenn sie diese nicht selber angeben.

3.1 Sprache und Kommunikation

Sprachformen: Die Wahl einer geeigneten Sprache setzt eine Auseinandersetzung mit den ideologischen Überfrachtungen und den Bedeutungen von Formulierungen voraus. So stehen für sexuelle Verhaltensweisen oder Sexualorgane zwei auseinanderklaffende Sprachen zur Verfügung, eine in der Kindheit gelernte und später weitertradierte Vulgärsprache und eine akademische, medizinische Fachsprache. Während erstere teilweise entwertende oder abfällige Formulierungen enthält, birgt die andere das Risiko, dass nichts verstanden wird, wenn z. B. der Ausdruck „Lubrikation" benutzt wird. Dieser kann dann den Gesprächsfluss wegen der mangelnden Alltagsnähe hemmen und wirkt distanzierend.

Vulgär- und medizinische Sprache

Bedeutungsgehalt der sexuellen Sprache: Die Wahl bestimmter Varianten sexueller Begriffe zeigt, wie jede Frau Sexualität persönlich verstehen mag. Häufig verweisen die Begriffe, die der Frau präsent sind und von ihr in intimen Situationen benutzt werden, auf Erfahrungen in der Kindheit und Jugend hin. Sie werden meistens geheim tradiert und wandeln sich erst durch Aufklärung (Schule, Medien) in die so genannte Fachsprache. Begriffe transportieren Einstellungen: Formulierungen wie „sich lieben" könnte verstanden werden, als ob Sex immer etwas mit Liebe zu tun habe, „koitieren" klingt, als ob nur die Vagina und der Penis beim Sex etwas miteinander zu tun hätten, und „bumsen", als ob Sexualität nur als eine geräuschvolle, darüber hinaus männlich interpretierte Aktivität zu verstehen sei, die manche Frauen auch als abwertend verstehen.

Bedeutungsgehalt sexueller Begriffe

Manche Frauen neigen eher dazu, Sexualität zu verharmlosen, indem sie z. B. Formulierungen wählen wie „miteinander zärtlich sein". Solche Ausdrücke sollten allerdings zunächst einmal akzeptiert werden, sie können dann aber als ein Einstieg in ein Gespräch über sexuelle Einstellungen dienen. Von professioneller Seite kann die Sprache modellhaft auch andere Auffassungen widerspiegeln (z. B. „heftigen oder leidenschaftlichen Sex miteinander machen").

Inhalt und Beziehungsaspekt: Auch im therapeutischen Gespräch hat die Sprache immer einen Inhalts- und einen Beziehungsaspekt, d.h., dass einerseits mit der Sprache Inhalte ausgetauscht werden, auf der nonverbalen Ebene aber durch Tonfall, Mimik und Körpersprache Bewertungen gleichzeitig vermittelt werden. Frauen sind, gerade wenn sie ängstlich sind, besonders sensitiv in der Wahrnehmung von negativen Beziehungsaspekten und ziehen sich dann leicht zurück. Deshalb ist es wichtig, eigene Einstellungen auch im Hinblick auf die Stellung der Frau in der Gesellschaft zu überprüfen, um verschiedene Lebensformen akzeptieren zu können, z.B. zur Berufstätigkeit, zum Leben ohne Partner, zur Ablehnung von Kinderwünschen, zum Lesbischsein und zur Bedeutung von Attraktivität für eine Frau. Das betrifft ebenso die eigenen Vorstellungen, wie Frauen Sex erleben „sollten". Das eigene Sexualleben und die subjektive Kenntnis der weiblichen Sexualität, ob als weibliche Therapeutin oder als männlicher Therapeut, sollte nie der Maßstab für die Patientin sein. Eigene Ängste, Hemmungen, Vorlieben und auch Vorurteile sollten reflektiert werden. Das schließt nicht Unsicherheiten aus; „perfekte" Therapeuten und Therapeutinnen, die alles locker aussprechen können, machen auch Angst und wirken wenig ehrlich.

Zur Reflektion gehört ebenso, die eigenen Grenzen der Akzeptanz zu kennen. Besonders intensive Gefühle wie Ekel und Abneigungen, aber auch sich besonders mitgenommen oder erotisiert zu fühlen, sind Hinweise darauf, vielleicht als Therapeut für diese Frau ungeeignet zu sein. Dann sollte eine Überweisung überlegt werden. Bei einer dichten Supervision allerdings können diese Gefühle für die Arbeit mit der Patientin genutzt werden.

Gespräch in der gynäkologischen Praxis: Fragen nach der Sexualität sollten der Frau Möglichkeiten geben, ihre eigene Form des Zugangs zu wählen. Hilfreich sind erste Sätze, die die Besonderheit des Themas ansprechen, z.B. dass es gar nicht so leicht sei, darüber zu reden. In der ärztlichen Praxis, besonders der gynäkologischen, sollte das persönliche Gespräch, eben auch über Sexualität, getrennt von der organischen Untersuchung stattfinden. Auf dem Untersuchungsstuhl liegend erlebt die Frau sich als abhängig und ausgeliefert und fühlt sich nicht als gleichwertige Gesprächspartnerin. Die Nähe zu einer der sexuellen Interaktion ähnelnden Lage verbietet darüber hinaus ein Gespräch über Sexualität, besonders wenn der Untersucher ein Mann ist, auch um beide vor einer Sexualisierung zu schützen. Spricht die Frau selbst Sexualität in solch einer Situation an, so sollte darauf verwiesen werden, dass im Sprechzimmer darauf zurückgekommen werde.

Psychotherapie und das Gespräch über Sexualität: Für Therapeuten und Therapeutinnen sollte es selbstverständlich sein, die Frage nach der Zufriedenheit mit Sexualität und Partnerschaften zu stellen. Immer noch glauben manche, es sei für manche Patientinnen zu belastend, über Sex zu reden und vermeiden nur ein ihnen selbst unangenehmes Thema.

Therapeut oder Therapeutin? Ob Frauen eine weibliche Therapeutin benötigen, ist nur individuell zu entscheiden. Erstens entscheiden dies Patientinnen selbst, zu wem sie gehen. Zweitens bevorzugen manche Frauen gerade auch einen Mann, wenn sie sich in Bezug auf ihren Partner verunsichert fühlen. Sie möchten dann die Sichtweise eines Mannes erfahren. Männliche Therapeuten sollten im Gespräch offen solche Erwartungen ansprechen und können damit zugleich zeigen, dass ihnen besondere Ängste von Frauen in Bezug auf Männer bewusst sind. Der männliche Therapeut sollte allerdings einen engen Kontakt zu weiblichen Therapeutinnen für evtl. Überweisungen haben. Männer sind sicher in der Lage, Frauenwelten einfühlsam zu begreifen. Auch manchen weiblichen Therapeutinnen gelingt es nicht immer, enge oder wertende Einstellungen in Bezug auf weibliche Sexualität abzulegen.

Stationäres Setting: Im stationären Setting in Krankenhäusern werden anamnestische Daten auch am Bett erhoben. In akuten Phasen einer Krankheit genügt es, bei der Frage nach den sozialen Bedingungen auch nach Zufriedenheit in der Partnerschaft (oder dem Alleinleben) zu fragen. Die Situation in einem Zimmer mit anderen Kranken erlaubt es nicht, weiter zu fragen. In diesem Fall kann auf die Wiederaufnahme des Themas zu einem späteren Zeitpunkt in einem anderen Raum verwiesen werden. Nonverbale Hinweise auf Probleme der Kommunikation sind: Zögern bei der Antwort, Blicke auf Mitpatientinnen, Abwinken und Veränderungen in der Stimme und Stimmung. Ein weiterführendes Gespräch über sexuelle Probleme im stationären Setting ist auch deshalb günstig, weil z. B. bei Problemen mitbeteiligte Partner gut erreichbar sind, wenn die Frau dies gestattet. In Frage kommen entlastende Beratungen und Überweisungen, nicht eine Therapie.

Grenzen des stationären Settings

3.2 Kompetenzen für die Beratung

Therapeutinnen und Therapeuten sollten über folgende Kompetenzen für die Beratung von Frauen verfügen:

– Kompetenzen in der Gesprächsführung: Ein Gespräch über Sexualität erfordert Einfühlsamkeit und Verständnis, wann Patientinnen über Sex reden wollen und wann nicht. Ansprechen sollte es der Therapeut oder die Therapeutin und dabei sich selbst als gutes Sprachmodell für schwierige Themen verstehen (sexuelle Sprache).
– Kenntnisse über die weibliche Sozialisation, weibliche Rollen und über Geschlechtsstereotypien,
– Verständnis für die Frau und Wertschätzung auch bei durch die Berater und die Beraterinnen selbst abgelehnten Verhaltensweisen,
– Kompetenz, zwischen Wertschätzung der Frau und Ablehnung von an-

dere Personen schädigenden Verhaltensweisen trennen zu können, z. B.
wenn die Frau sich abfällig, aggressiv oder misshandelnd verhält,
– Kenntnisse über die Zusammenhänge von sexuellen Problemen, mit
den für die Sexualität kritischen Phasen im Lebensverlauf einer Frau
und Kenntnisse über die Auslösung und Aufrechterhaltung der Störung,
– die Fähigkeit, Vorstellungen über Zusammenhänge der sexuellen Störung hypothesenartig zu formulieren und die Bewertung der Frau (oder
dem Paar) zu überlassen und auch wieder Abstand davon zu nehmen,
– Sensibilisierung für eigene sexuelle Probleme und Schamgrenzen für
das Gespräch mit der Frau.

Kompetenzen für die Beratung von Paaren
– Wissen um die Zusammenhänge der sexuellen Problematik mit der Partnerbeziehung, – Akzeptanz der Ängste und Befürchtungen, als Partner zur Beratung hinzugezogen zu werden (z. B. die Angst schuldig gesprochen zu werden), – die Fähigkeit, Aufmerksamkeit und Verständnis der Frau und dem Partner gleichermaßen zu schenken, – die Fähigkeit, sexuelle Probleme der Frau auch funktional in Bezug auf die Partnerschaft sehen zu können, ohne abwertend zu sein (z. B. dass die Störung dazu dienen könnte, eine Distanz herzustellen, die die Frau anders nicht herstellen kann bzw. der Partner dies nicht zulässt).

Beachte: Psychische und sexuelle Störungen nach sexuellem Missbrauch und körperlicher Gewalt sollten nur nach erfolgter Weiterbildung selbst therapiert werden oder an andere Institutionen oder kompetente Personen überwiesen werden, allerdings nachdem über diese Probleme zumindest ansatzweise gesprochen wurde.

3.3 Das Gespräch

Umgang mit Hemmungen

Am Beginn des Gesprächs sollte der Therapeut oder die Therapeutin sich ganz zurückhalten und der Frau Raum geben, ihre Sichtweise darzustellen. Einer unsicheren Frau kann es leichter fallen, zunächst einmal andere Bereiche des Lebens anzusprechen. Manche Patientinnen schrecken nach einem ersten Ansprechen des sexuellen Problems wieder zurück. Dann gilt es herauszufinden, ob die Patientin aus Scham nicht weiter spricht oder ob sie sich nicht doch weiter anvertrauen will. Bei Hemmungen ist es für viele Frauen erleichternd, wenn gezielte Fragen gestellt werden. Gezielte Fragen sind solche z. B. nach der Häufigkeit der sexuellen Aktivität. Nach gezielten Fragen kann jederzeit zu offenen Fragen gewechselt werden. Therapeuten und Therapeutinnen sollten sich bewusst sein, mit welcher Frage was erreicht wird. Offene Fragen sollten Vorrang haben. Gezielte Fragen sollten gestellt werden, wenn vom Thema stark abgewichen wird oder genügend Vertrauen hergestellt ist, dass die Patientin sie zur Komplettierung der Anamnese bereitwillig geben kann (hierzu s.a. Buddeberg, 1996).

Art der Fragen	Beispiele für verschiedene Arten zu fragen
offen und ungerichtete Fragen	Wie sehen Sie die Selbstbefriedigung, welche Einstellung haben Sie dazu?
offen und gerichtete Frage (Üblichkeitsfrage)	Welche Schwierigkeiten haben Sie mit dem Thema Selbstbefriedigung?
Geschlossene und gezielte Frage	Machen Sie Selbstbefriedigung?
indirekte Frage	Ich versuche mir vorzustellen, welche Einstellungen Sie zur Selbstbefriedigung haben.

Vermittlung von Optimismus

Günstig ist es ebenfalls, während des Gesprächs immer wieder Rückmeldungen über das, was verstanden wurde, zu geben und schon während des Gesprächs die Veränderbarkeit von sexuellen Problemen zu betonen. Fragen nach lustbetonten Aspekten anderer Lebensbereiche und deren Bedeutung für die Frau vermittelt ein Gesamtverständnis, das ressourcenorientiert ist und nicht nur defizitorientiert.

Am Ende eines ersten Gesprächs sollte eine Zusammenfassung der Inhalte gegeben werden, und es sollte der Versuch gemacht werden, erste Hypothesen darüber zu äußern, was die Störung im Moment aufrechterhält (z. B. Regelkreis der Angst und deren Inkompatibilität mit sexuellen Gefühlen).

3.4 Einbeziehung des Partners

Vorteile

Sexuelle Störungen können durch den Partner mitausgelöst sein und durch ihn aufrechterhalten werden, wie z. B. durch seine Art der Kommunikation, seine mangelnde Zuwendung, seine depressive Stimmung, durch seine sexuellen Mythen oder seine lustabträgliche Lebensgestaltung. Dabei nimmt auch die Vorstellung der Frau von seinen Erwartungen Einfluss, die sie selbst häufig gar nicht überprüft hat. In jedem Fall hat die bestehende Störung einen Einfluss auf den Partner, sei es, dass er selbst darunter leidet, oder sei es, dass er sich mitschuldig fühlt. Die Sichtweise, das Erleben und das Reagieren des Partners ist für eine Verhaltensanalyse ebenso wichtig für die weitere Planung wie die Sicht der Frau. Die Kommunikation zwischen den Partnern, z. B. Abwertungen, Kränkungen oder auch nicht mehr wahrgenommene Zuwendung, wird als ein mögliches Abbild ihrer alltäglichen oder auch sexuellen Kommunikation erfasst und damit der Bearbeitung zugänglich.

Beachte: Wenn Partner sich zur Teilnahme an der Therapie entscheiden, sollte damit gerechnet werden, dass sie Angst vor Schuldvorwürfen haben, glauben, sexuell keine Probleme zu haben und nicht dorthin zu gehören. Diese Partner benötigen besondere Sensibilität und die Bekräftigung, wie wichtig ihre Beteiligung sei. Auch eine Rückmeldung darüber, dass das Kommen als ein positives Zeichen für die Partnerschaft gewertet werde, mag ihm helfen und der Frau darüber hinaus die Möglichkeit geben, auch seine Bemühungen im anderen Licht zu sehen.

„Gerechte" Befragung

Wenn die Frau und ihr Partner beide in die Therapie oder Beratung kommen, wird in dem ersten gemeinsamen Gespräch darauf geachtet, beiden die gleichen Fragen zu stellen (siehe auch die Karte „Strukturhilfe für ein erstes Paargespräch" im Anhang). Wenn z. B. die Frau über die Auswirkungen ihres sexuellen Problems auf die Partnerschaft spricht, sollte die Frage ebenso an den Mann gestellt werden und nicht Äußerungen wie" das sehe ich genauso" akzeptiert werden. Das demonstriert beiden, dass das Erleben beider wichtig ist, das Erleben immer subjektiv ist und dass es verschieden voneinander sein kann. Auch wird Frau und Mann das grundsätzliche Vorgehen deutlich, die Sichtweisen beider zu berücksichtigen. Erste Vorstellungen von der Sichtweise des anderen können auf diese Weise manchmal korrigiert werden. So kann die Nachfrage an die Frau, wie sie die Äußerungen des Mannes erlebt, dem Mann wiederum u. U. eine von ihm seit langem vermisste Akzeptanz seiner Probleme vermitteln.

Beendigung des ersten Gesprächs

Das Gespräch sollte mit einer positiven Grundorientierung enden, das der Frau sowie dem Mann Hoffnung auf Veränderung gibt. Außerdem wird das eigene therapeutische Grundverständnis vermittelt, dass sexuelle Probleme und Gewohnheiten von den eigenen Erfahrungen abhängen, neue Erfahrungen aber das Erleben verändern können. Es wird der zeitliche Ablauf einer Therapie dargestellt und dem Paar deutlich gemacht, dass sie zwischen den Therapiesitzungen jeweils zwei Mal Zeit füreinander haben müssten. Ziel der Therapie sei es, durch neue Erfahrungen mit dem eigenen und dem anderen Körper auch emotional neue Erfahrungen machen zu können, die die sexuelle Beziehung positiv verändern können.

Einzelexplorationen

Erst im Anschluss an das Paargespräch werden Einzelexplorationen durchgeführt, die zu einer Verhaltensanalyse führen sollen. Im Folgenden wird nur die Verhaltensanalyse in Bezug auf die Frau vorgestellt. Elemente zur Durchführung des Gesprächs mit dem Mann sind den Fragen für die Frau

50

zu entnehmen. Bei einer gleichzeitigen sexuellen Problematik des Mannes wird auf das Buch von Kockott und Fahrner (2000) zu männlichen sexuellen Störungen verwiesen.

Aus verschiedenen Gründen kann es für die Frau jedoch wichtig sein, eine Therapie ohne einen Partner durchzuführen; z. B. kann sie eine Beteiligung des Partners ablehnen, oder er selbst lehnt sie ab. Solche strikten Ablehnungen sollten vorsichtig in Frage gestellt und die Vorteile einer Beteiligung beider betont werden. Manche Frauen mit einem als dominant erlebten Partner fürchten, dass sie ihre Wünsche nicht verdeutlichen können. In diesem Fall kann es in der Therapie dann auch darum gehen, die Frau in der Kommunikation ihrer Interessen zu unterstützen.

Beachte: Die Entscheidung, ob ein Partner einbezogen wird, fällt die Frau. Indirekt ist der Partner allerdings miteinbezogen. Wenn die Frau eine Einzeltherapie durchführt, erlebt der Mann sich manchmal als ausgeschlossen, wird sogar eifersüchtig, reagiert depressiv oder auch aggressiv. Auf diese Aspekte muss die Frau vorbereitet werden: sie sollte mit ihrem Partner über die Inhalte der Therapie sprechen, um eine weitere Eskalation zu verhindern. Es ist durchaus möglich, den Partner später miteinzubeziehen.

3.5 Verhaltensanalyse

Eine Verhaltensanalyse der sexuellen Problematik erfordert Informationen über das sexuelle Erleben, die Zufriedenheit damit und die Funktionsfähigkeit. Informationen über die Qualität der Beziehungen zum Partner, die Situation in der Familie, außerfamiliäre Kontakte, die berufliche Situation und über die sexuelle Sozialisation sind ebenso nötig, um den Stellenwert der sexuellen Störung im Verhältnis zu anderen Problemen erfassen zu können.

Informationen

Die Verhaltensanalyse wird auf der Grundlage der Informationen der Patientin (und evtl. ihres Partners) die situativen Erstauftrittsbedingungen und die aktuell aufrechterhaltenden Bedingungen herausarbeiten. Diese sind in äußeren, aber auch inneren Bedingungen, dem Erleben und den Bewertungen, zu sehen. Als mitbedingende Faktoren werden körperlich beeinträchtigende Faktoren wie Müdigkeit, Anspannung, organische Erkrankungen und operative Traumata miterfasst. Vorausgehende Bedingungen können in aktuell noch wirksamen Gefühlen als Wiederholung eines früher vorhandenen Gefühls bestehen. So kann ein früh erlebtes Gefühl, sich nicht angenommen zu fühlen, durch eine bestimmte Partnerkonstellation sich wiederholen.

Eine Vermeidung der sexuellen Aktivität wird konkret durch die unmittelbar wirkende Entlastung aufrechterhalten, unangenehmen Gefühlen bei der

Sexualität oder sexuellen Ängsten nicht ausgesetzt zu sein. Die Demonstration solcher kurzfristig immer wieder entlastenden Vermeidungsstrategien führt manchmal unmittelbar bei den Patientinnen zu neuen Erkenntnissen.

Inhaltsbereiche Eine Reihe von Inhaltsbereichen muss für die Verhaltenanalyse zusätzlich geklärt sein (siehe auch Karte „Leitfaden zur Diagnostik und Verhaltensanalyse" im Anhang des Buches):
1. Art der Störung
2. gegenwärtiges Sexualverhalten
3. Sexuelle Sozialisation und sexuelle Lerngeschichte
4. gegenwärtige Partnerbeziehung
5. Motivation zur Änderung des Problems
6. Aspekte sonstiger Lebensbedingungen mit Einfluss auf die sexuelle Problematik

Ablauf nicht zwingend Hat die Frau bereits deutlich gemacht, dass sie wegen eines sexuellen Problems kommt, so sollte auch mit der Frage danach begonnen werden, und nicht darum herumgeredet werden. Der inhaltliche Ablauf ist nicht gegliedert. Konkretisierende Nachfragen sind aber nötig, da die meisten Frauen nicht wissen, welche Informationen für eine Verhaltensanalyse benötigt werden. Wenn die Frau sich akzeptiert fühlt, wird sie umso eher gezieltere Fragetechniken (und Fragebögen) akzeptieren.

Ist die Bereitschaft des Partners vorhanden, zur Klärung beizutragen, so sollte ein gleiches Gespräch getrennt von der Frau mit entsprechenden Inhalten erfolgen. Er soll eine Beschreibung der eigenen Probleme mit den sexuellen Problemen der Frau, eine Beschreibung der sexuellen Interaktionen oder der bisherigen eigenen Bewältigungsversuche erfolgen. Auch seine sexuelle Sozialisation bis hin zur Entwicklung der bestehenden Partnerschaft und seine Änderungsmotivation ist zu erfragen. Erst im Anschluss daran wird gemeinsam mit dem Paar ein Modell der Entstehung und Auf- **„Round Table"** rechterhaltung ihrer Probleme diskutiert („Round-Table"). Gemeinsam werden die Therapieziele formuliert und Informationen über das Konzept der Paartherapie für sexuelle Störungen gegeben.

3.5.1 Art des sexuellen Problems

Das Ziel der Exploration ist, feststellen zu können, inwieweit es sich überhaupt um ein sexuelles Problem der Frau oder um eines des beteiligten Partners handelt oder ob andere Probleme im Vordergrund stehen, die sich auf die Sexualität auswirken. Ebenso kann es vorkommen, dass die Patientin ein Problem schildert, das eher auf zu hohe Ansprüche des Partners hindeutet. Dieses Problem wird nicht als sexuelle Funktionsstörung betrachtet, sondern ist ein Hinweis auf Schwierigkeiten, sich gegenseitig über Wünsche zu verständigen.

Für die Verhaltensanalyse sind Fragen nach der letzten sexuellen Aktivität oder der letzte Versuch dazu hilfreich. Sprachliche Vorformulierungen von Seiten der Therapeuten und Therapeutinnen verringern möglicherweise auftretende Peinlichkeiten. Möglichst konkrete Beschreibungen sollen die Häufigkeit und Intensität der Appetenz und die Gegebenheiten klären, die aus Sicht der Frau gegen eine Aufnahme sexueller Aktivitäten – zur sexuellen Interaktion, Geschlechtsverkehr und Masturbation – sprechen. Hinweise für eine sexuelle Störung werden auch über den Zeitpunkt der Veränderung gegenüber früher deutlich. Bei der Schilderung von sexueller Aktivität wird nach den Praktiken, den begleitenden Gedanken und Gefühlen gefragt. Auch die Bedingungen für das Auftreten von Lubrikation oder deren Rückgang wird erhoben: wann genau, mit welchen Gedanken und welchem Empfinden verbunden. Subjektiv erlebte Bedingungen und Praktiken, die zum Orgasmus führen, geben neben der Schilderung des Erlebens des Orgasmus weiteren Aufschluss. Wenn die Frau noch nie einen Orgasmus erlebt hat, sollte nach den Vorstellungen darüber geforscht werden.

Konkretes Nachfragen

Praktiken, Gedanken und Gefühle

Die Abläufe sexueller Erregung oder ihrer Verhinderung sollten jeweils praktikbezogen geschildert werden, beim (versuchten) Koitus, Petting und Masturbation. Die Probleme werden dann daraufhin betrachtet, inwieweit sie praktikabhängig oder partnerabhängig sind. Partnerabhängig sind sie dann, wenn sie bei einem vielleicht vorhandenen Liebhaber nicht auftreten. Zu klären ist weiterhin, ob die Störung nur in bestimmten Situationen vorhanden ist, z.B. immer wenn ein Kind unruhig ist, aber nie, wenn es über Nacht bei den Großeltern ist. Für die Beurteilung der Art der Störung werden die in Tabelle 6 angegebenen Bereiche erhoben, die orientiert sind an den Vorschlägen von Arentewicz und Schmidt (1993).

Bedingungen für sexuelle Erregung und Störung

Tabelle 6:
Aspekte zur Beurteilung der sexuellen Probleme

Psychische und körperliche Aspekte	Inhaltliche Kriterien
Lubrikation	– Zeitpunkt der Lubrikation oder – Zeitpunkt des Verlusts im Ablauf – Lubrikation bei Masturbation, Petting, Koitus und sexuellen Phantasien
Orgasmus	– Häufigkeit bei Masturbation, Petting und Koitus – Erleben des Orgasmus – Bewertung der Häufigkeit des Orgasmus – Gefühle und Gedanken nach dem Orgasmus – Bewertung des Orgasmus und dessen Häufigkeit durch den Partner (aus Sicht der Frau)

Appetenz	– Häufigkeit von sexuellem Verlangen (und Bewertung) – Veränderungen (seit wann?) – Bewertung der Veränderung durch den Partner (aus Sicht der Frau)
Dauer der Störung	– seit Beginn sexueller Aktivitäten oder im weiteren Lebensverlauf – plötzliche oder langsame Entwicklung – Schwankungen
Abhängigkeit der Störung	– situativ – praktikbezogen – partnerbezogen
Gefühle und Gedanken (Kognitionen)	– Gefühle, Gedanken und eigene Verhaltensweisen (und die des Partners) beim Auftauchen der sexuellen Problematik – Gefühle, Gedanken und Verhaltensweisen nach der Problematik und die beim Partner vermuteten und beobachteten

Beurteilbar ist aufgrund der obigen Angaben:
– ob es sich überhaupt um eine sexuelle Störung handelt (und nicht z. B. um einen zu hohen Anspruch der Frau oder des Partners)   – welche der sexuellen Störungen diagnostiziert werden kann   – ob die Störung begleitet wird von weiteren sexuellen Störungen   – wann und unter welchen Umständen sie auftritt   – wie sie von der Frau bewertet wird.

3.5.2 Gegenwärtiges Sexualverhalten

Aktuelle Auslöser und Aufrechterhaltung

Für eine Verhaltensanalyse müssen die aktuell die Sexualstörungen auslösenden und aufrechterhaltenden Bedingungen erfragt werden. Diese können in bestimmten Ängsten und Gefühlen (Emotionen), in Erwartungen oder Gedanken (Kognitionen) und eigenen Verhaltensweisen oder denen des Partners bestehen. Auch die Wahrnehmung körperlich unangenehmer Reaktionen, wie z. B. Rückenschmerzen in bestimmten Positionen, kann auslösend oder aufrechterhaltend wirken. Auch kann das Registrieren einer mangelnden Feuchtigkeit der Scheide selbst zum Lustabfall führen, auch dann, wenn die Frau eigentlich Lust auf Sex hat. Schon bei einer solchen Befragung wird manchen Frauen bewusst, von welchen Bedingungen u. a. auch situativ ihre sexuelle Lust abhängig ist, bzw. warum sie Sexualität vermeiden: entweder weil störende Einflüsse vorher vorhanden sind oder weil das sexuelle Erlebnis mit unangenehmen Gefühlen oder Bewertungen endet (oder beides).

Vorausgehende und nachfolgende Bedingungen werden für alle Bereiche möglicher sexueller Aktivitäten erfragt: für Masturbation, Zärtlichkeit und Körperkontakt, sexuelle Interaktion oder Petting, Koitus oder sexuelle Phantasien. Sexuelle Phantasien können bei allen Aktivitäten auftreten, haben aber auch eine eigene sexuelle Wertigkeit. In den Inhalten der Phantasie können spezielle Bedürfnisse zum Ausdruck kommen. Manche Phantasien stören allerdings dadurch, dass sie negativ bewertet werden. Frauen können Schuldgefühle und Angst haben, dass die Bilder direkter Ausdruck ihrer Wünsche sind z.B., wenn sie deviante Phantasien haben (s. Kapitel 1.12).

Rolle der Phantasien

Besonders wichtig für Frauen ist es, nach ihren kommunikativen Fähigkeiten zu fragen: ist die Frau z.B. in der Lage, ihre Bedürfnisse zu äußern, steht ihr dazu auch eine Sprache für sexuelle Begriffe zur Verfügung? Kann sie „nein" sagen, und ist sie in der Lage, konstruktive Rückmeldungen zu geben? Damit im Zusammenhang stehen bei einer bestehenden Partnerschaft ihr Erleben der Kommunikation des Partners und die Rollenverteilung in Bezug auf sexuelle Aktivitäten. Ein besonderes Problem besteht in der Chronifizierung von Mustern, wie z.B. dass die Frau immer mehr Sexualität vermeidet, weil der Partner als so bedrängend erlebt wird, während der Partner immer mehr drängt, weil sie sich so zurückzieht. Solche Muster können auch als Wiederholung früherer Partnerschaften so verinnerlicht werden, dass eine Frau schon deshalb keinen neuen Partner sucht, weil sie erneut Bedrängung erwartet.

Kommunikative Fertigkeiten und Selbstsicherheit

Es ist gar nicht so einfach, nach dem konkreten Sexualverhalten zu fragen, wenn Sexualität aktuell vermieden wird, wenn die Frau keinen Partner hat oder keine Selbstbefriedigung macht. Deshalb sind dann die letzten erinnerten Aktivitäten zu erfragen und die Situationen zu beschreiben, in denen die Frau an Sexualität denkt, in denen sie sexuelle Initiativen eines Partners bemerkt, ohne selbst sexuell aktiv zu werden, sie also vermeidet. Die Vermeidung kann sogar schon darin bestehen, Filme mit möglicherweise sexuellen Szenen nicht anzuschauen. Konkrete Abneigungen gegen Gerüche, Praktiken und Körperflüssigkeiten sind weitere Hinweise, die Vermeidung signalisieren können.

Zugang bei lang vermiedener Sexualität

Ängste vor Schwangerschaft, aber auch der Wunsch unbedingt ein Kind haben zu wollen, sowie die Angst vor Ansteckungen mit AIDS sind weitere wichtige aktuelle Bedingungen, die auf das jetzige Sexualverhalten einwirken können. Deshalb spielt der Umgang mit und die Einstellung zu Verhütung und Schutz vor Ansteckungen bei der Frau und dem beteiligten Partner eine wichtige Rolle zur Erfassung des jetzigen Sexualverhaltens.

Gegenwärtiges Sexualverhalten	
Kommunikative Fähigkeiten	– Fähigkeit Bedürfnisse zu äußern, „Nein" sagen – Begriffe und Sprache für Sexualität vorhanden? – nonverbales und verbales Ausdrucksverhalten beim Sex (stimulierende Sprache vorhanden und akzeptiert?) – Fähigkeit zur konstruktiven Rückmeldung – aktives Sprechen über das sexuelle Problem möglich?
Sexuelle Situation	– wo und wann werden sexuelle Verhaltensweisen praktiziert? – wo und wann werden sie vermieden? – welche störenden oder welche die Aktivität förderlichen Bedingungen werden beschrieben (Raum, Zeit, Störung durch andere)?
Körperkontakt, Nähe	– Häufigkeit, Beschreibung der aktiven Zärtlichkeit von der Frau ausgehend und Bewertung – Häufigkeit, Beschreibung der erlebten (passiven) Zärtlichkeit durch den Partner und ihre Bewertung
Sexuelle Partneraktivitäten („Vorspiel")	– Beschreibung des eigenen und des Partnerverhaltens – Bewertung des eigenen und Partnerverhaltens – davon abweichende Vorstellungen der Frau und des Partners
Koitus und Koitusversuche	– Häufigkeit, Erregungsabfall, wenn ja, wodurch? – zusätzliche Stimulation (Selbststimulation oder durch Partner; wie und wo)? – Orgasmus manchmal vorhanden? – Stellungen und Techniken und deren Bewertung – besondere Ängste (z. B. Kontrollverlust)
Initiative	– Aktivität der Frau und Aktivität des Mannes bei Beginn (wer beginnt, wer lehnt ab?) – was wird abgelehnt von der Frau, vom Mann aus der Sicht der Frau

Gefühle, Gedanken vor sexueller Aktivität	– Ängste vor Schmerzen etc., Ekel, Ärger und Missempfindungen – ablenkende Gedanken an zu Erledigendes (Stress) – Schuldgefühle, sexuell nicht zu genügen
Gefühle, Gedanken und Bewertungen nach sexueller Aktivität	– Zufriedenheit/Unzufriedenheit – Ärger, Missempfindungen wie Traurigkeit – Schuldgefühle – Reaktionen des Partners
Vermeidung	– Denken an Sexualität und Reaktionen – Reaktionen auf Initiativen des Partners – Vermeidungsstrategien (abwehren, Ausflüchte, Aggression) – Reaktionen des Partners – eigene Beurteilung als Vermeidung?
Masturbation	– Häufigkeit und Zufriedenheit – Masturbation im Beisein des Partners? – Praktiken – mit Phantasien und wenn, welche Inhalte? – Bewertung von Phantasien
Subjektives Störungsverständnis	– eigene Bewertung der Störung und Einschätzung des Effekts auf andere Bereiche – eigene Erklärungsversuche – vermutete Einschätzung und Erklärung der Störung durch den Partner – bisherige Versuche der Frau zur Behebung – bisherige von der Frau wahrgenommene Versuche der Behebung durch den Partner
Empfängnisverhütung und Schutz vor Ansteckung	– Angst vor Schwangerschaft und Ansteckung – Praktiken – Beeinträchtigung und Zufriedenheit der Frau damit – wahrgenommene Beeinträchtigung dadurch beim Partner

3.5.3 Sexuelle Sozialisation und Lerngeschichte

Negative Erfahrungen einer Frau im Hinblick auf ihre Weiblichkeit von Kindheit an bis heute können eine sexuelle Störung mitbedingen. Dies betrifft auch das Beziehungs- und Kommunikationsverhalten innerhalb der Ursprungsfamilie und inwieweit das Selbstbewusstsein des Mädchens in psychischer und körperlicher Hinsicht gestärkt wurde. Spätere positive Er-

Negative Erfahrungen

fahrungen können negative Effekte ausgleichen. Aber auch bei einer stabilen sexuellen Entwicklung kann sich durch spätere negative Erfahrungen, z. B. Gewalterfahrungen, eine sexuelle Störung erst entwickeln.

Manche Frauen sind überrascht, dass sie aus ihrer Kindheit und Jugend berichten sollen, erwarten sie doch in einer Verhaltenstherapie, jetzt bestehende Probleme zu bearbeiten. Für eine Verhaltensanalyse sind aber die Muster von Verhaltensweisen, von Kognitionen oder Emotionen von Kindheit und Jugend an ebenso bedeutsam. Das, was individuell auslösend wirkt, hat manchmal mit früh gelernten Wertesystemen zu tun. Wenn Frauen ihre Geschichte rekapitulieren, so wird ihnen die Beteiligung der Erfahrungen an der Entwicklung der Störung selbst deutlich.

Früh erworbene Einstellungen

Da heute nicht mehr davon ausgegangen werden kann, dass es die klassische Familie gibt, so sind im Kasten unten „Personen in der Familie" genannt; diese schließen Vater, Mutter, neue Partner oder Partnerinnen sowie Geschwister oder zu Hause lebende Großeltern mit ein. Die Beziehungen zu den nicht zu Hause lebenden Vätern und Müttern sind damit auch gemeint.

Soziosexuelle Entwicklung	
Familiärer Einfluss	– Personen in der Familie und ökonomische Situation – Verhältnis zu den männlichen und weiblichen Personen (auch zu nicht im Haushalt lebendem Vater oder lebender Mutter) Kommunikation, Zärtlichkeit und Sex sowie Streit bei Eltern(teilen) – Kommunikationsmöglichkeiten des Mädchens über sexuelle oder persönliche Fragen – Akzeptanz als Mädchen und Bewertung der Rolle der Frau in der Familie – körperlich und sexuell bedrohliche Erfahrungen mit Familienmitgliedern – sexuelle und körperliche Traumata
Sexuelle Entwicklung	– Frühe Sexualerfahrungen und -erleben (Doktorspiele, eigenen Körper entdecken, Beobachtungen anderer, sexuelle Traumata) – Zeitpunkt und Vorbereitung auf Menarche sowie Verarbeitung, Reaktion der Familienmitglieder – schulische Entwicklung und Freundschaften – Masturbation (Techniken, Phantasien) und Einstellung dazu

58

	– Zärtlichkeit und körperliche Nähe zu Personen in der Familie – Erleben und Verarbeitung von ersten Verabredungen und Petting – Umstände und psychisches und körperliches Erleben des ersten Koitus – lesbische Erfahrungen und Erleben – sexuelle oder körperliche Traumata (Gewalt)
Sexuelle Beziehungen bis heute	– Anzahl, Dauer, Verlauf und Gründe für den Abbruch von bisherigen sexuellen Beziehungen – sexuelle Probleme und Zufriedenheit mit Beziehungen – Umgang mit Verhütung, Schwangerschaft und/oder Abtreibung – Geburten, Kinder und Veränderungen dadurch
Sexuelle Problematik	– Umstände des ersten Auftretens (auch: erstes Bemerken von Vermeidung oder Abwehr) – Erleben und erste Reaktionen der Frau – von der Frau beim Partner beobachtete Reaktionen und vermutetes Erleben der sexuellen Problematik – Auswirkungen auf die Partnerschaft – bisherige Versuche, das Problem zu lösen – von der Frau beim Partner wahrgenommene Versuche, das Problem zu lösen – Masturbation (Techniken, Phantasien) und Einstellung dazu – vermutete Einstellung der Partners zur Masturbation der Frau

3.5.4 Partnerbeziehung

Es ist manchmal schwer zu entscheiden, ob Beziehungsprobleme in der Partnerschaft die sexuelle Störung veranlasst haben oder ob die sexuellen Probleme das Verhältnis zwischen dem Paar verändert haben. Eine Reihe von Frauen hat gar keinen Partner, gerade weil sie befürchten, wegen ihres sexuellen Problems keine Partnerschaft eingehen zu können. Auch in diesem Fall kann die sexuelle Problematik ursprünglich durch Beziehungsprobleme ausgelöst worden sein. Dann sollten vorherige Beziehungsmuster erfragt werden, die in der Vorstellung der Frau eine neue Partnerschaft verhindern.

Wenn Frauen sich entschließen, das sexuelle Problem anzugehen, so kann man sie schwer damit vertrösten, dass das sexuelle Problem von selbst verschwindet, wenn sie ihre Beziehungsprobleme geklärt hätten. Erstens kann man nicht sicher sein, dass auch bei einer Bearbeitung der Partnerprobleme das sexuelle Problem verschwindet. Zweitens ist häufig dann die Motivation zur Veränderung anderer Bereiche der Partnerschaft von beiden stärker, wenn das sexuelle Problem als erstes angegangen wird. Die Sexualtherapie für Paare, wie die Einzeltherapie, bietet die Möglichkeit, Defizite in der Partnerschaft zu erkennen. Dann können auch Selbstunsicherheitsprobleme, Kommunikationsdefizite und die Beziehung in Zwischenschritten bearbeitet werden, ohne das Therapieziel sexueller Zufriedenheit aufzugeben.

Sexualtherapie kann andere Defizite aufdecken

Betrachtet man die sexuelle Interaktion als eine hochkomplexe, häufig nonverbal ablaufende Kommunikation, zeigen sich auch darin Probleme des Paares. Nonverbale Zeichen und die Körpersprache bergen das Risiko, missgedeutet zu werden, weil jeder der Beteiligten u. U. ein anderes Bedeutungssystem von nonverbalen Botschaften gelernt hat. Wird die verbale Kommunikation über das sexuelle Problem selbst vermieden, so kann Sexualität ein Austragungsort von anderen Problemen werden.

Schon in der Phase des Kennenlernens können spätere Komplikationen angelegt sein. So wählt sich eine sexualängstliche Frau vielleicht einen Mann, der seinerseits Ängste hat und deshalb eher sensibel auf sie eingeht und nichts fordert. Beide fordern nichts vom andern und können so aber auch kaum neue Erfahrungen machen.

Willis (1975) Konzept der Kollusion beschreibt Partnerprobleme auch als einen gemeinsamen Konflikt:
– Schon bei der Partnerwahl spielen Motive eine Rolle, die beiden z. B. zur Angstbewältigung dienen (hier den Sexualängsten),
– und starres und polarisiertes Rollenverhalten dient der Vermeidung von gemeinsamen Ängsten.

Geschichte des Paares

Aus diesen Gründen sollte nach der gemeinsamen Geschichte des Paares und den gegenseitigen anfänglichen Erwartungen gefragt werden. In den frühen Phasen einer Partnerschaft achten Paare sehr genau auf die Bestätigungen durch den andern, welche Vorzüge sie als für den andern besonders liebenswert erscheinen lassen. Dies sind manchmal gerade angstreduzierende Eigenschaften („Du würdest nie so dominant sein wie meine frühere Partnerin"). Solche „Verhaltensaufträge" können sich manifestieren. Die Frau traut sich dann nicht, selbst etwas zu fordern, da sie nicht dominant sein darf, um nicht verlassen zu werden.

Konflikthafte Partnerkonstellationen

Die für die sexuelle Problematik besonders bedeutsamen Partnerkonstellationen werden manchmal erst im Laufe der Therapie deutlich. Dies sind folgende (s. a. Arentewicz & Schmidt, 1993):

60

- *Delegation:* der „ungestörte" Partner braucht die Störung der Frau, um seine eigenen Probleme nicht erkennen zu müssen. Eine Frau, die nie Lust hat, fordert auch nicht die Potenz des Mannes ein, die dieser u. U. befürchtet, nicht zu haben. Dabei können paradoxe Aufforderungen vom Mann ausgehen: verbal fordert er Sexualität ein und nonverbal werden sexuelle Versuche von der Frau kühl oder verächtlich kommentiert.
- *Arrangement:* die sexuelle Störung kann ein stillschweigendes Arrangement des Paares sein, das beiden nützt. Es kommt nicht zur verletzenden oder paradoxen Kommunikation, sondern beide haben sich friedlich darin arrangiert und fühlen sich beieinander aufgehoben. So neigen manche Frauen mit einem Vaginismus dazu, besonders einfühlsame Männer zu haben. Manchmal kommen solche Frauen nur in eine Therapie, wenn sie einen Kinderwunsch haben. Bei dem Partner muss dann mit einer Konfrontation seiner Ängste gerechnet werden, wenn er erlebt, dass seine Frau tatsächlich koitalen Sex wünscht.
- *Wendung gegen den Partner:* das sexuelle Symptom wird ein Machtmittel innerhalb der Beziehung, um Unterlegenheitsgefühle in anderen Bereichen der Partnerschaft auszubalancieren. Weist die Frau den Mann sexuell zurück, kann er offensiver werden. Dieses Verhalten gibt ihr wiederum Anlass, noch weiter zurückzuweichen.
- *Ambivalenz-Management:* das sexuelle Symptom übernimmt das Regulativ für die Nähe, mit der der Partner ertragen wird. Wird der Frau wenig Autonomie in sonstigen Lebensbereichen überlassen, kann über das Symptom wieder eine Distanz hergestellt werden, die ihr ein Autonomiegefühl geben kann. (Nähe-Distanz-Konflikt: „Ich bin nicht nur Teil eines Paares, sondern ich bin auch noch eigenständig vorhanden."). Die Angst, abhängig, verletzbar zu sein oder sich selbst bei zu viel Nähe ganz zu verlieren, kann auf früh erlebte Verlassenheitsgefühle und reale Trennungen zurückzuführen sein. Solche Ängste, sich gehen zu lassen, sind häufig bei Frauen mit Orgasmusproblemen anzutreffen.

Beachte: Für eine Beurteilung der Partnerschaft sind die Entwicklung der Partnerschaft, das Kennenlernen und die damit verbundenen gegenseitigen Erwartungen bedeutsam (s. Tabelle 7). Körperliche Attraktivität und die Akzeptanz von möglichen Veränderungen spielen ebenfalls eine Rolle. Konflikte und Streitnormen sollten erfasst werden, da ritualisiert ausgetragene Konflikte und deren unterschiedliche Bewertung auch körperliche Nähe erschweren können. Manche Paare können aber auch Nähe nur über ritualisierte Streits wieder herstellen.

Aspekte zur Beurteilung der Partnerschaft

Beurteilung der Partnerschaft	Inhaltliche Fragen
Entwicklung der Beziehung	– Kennenlernsituation – Attraktivität des Partners früher – Erwartungen im Hinblick auf den Partner und Enttäuschungen im Verlauf – Kommunikation über Sex; Entwicklung über die Zeit
jetziger Zustand der Beziehung	– Attraktivität des Partners – Streitnormen und Konflikte – Kommunikation über Sex – Umgang mit körperlicher Nähe – Gemeinsame Aktivitäten – gemeinsame Interessen und Verwirklichung

Fragebögen zur Beurteilung der sexuellen Beziehung oder der Partnerschaft sind Kapitel 3.5.7 zu entnehmen.

3.5.5 Motivation zur Änderung

Klärung von Eigen- und Fremdmotivation

Es muss geklärt sein, ob die Frau selbst eine Veränderung ihres sexuellen Erlebens möchte oder ob sie z. B. im Auftrag ihres Mannes handelt. Dabei kann sie sich so schuldig an dem Problem fühlen, dass sie den Wunsch des Mannes nach Veränderung internalisiert hat. Auch andere Personen wie Freundinnen oder aufgesuchte Ärzte oder Ärztinnen können den Druck auf die Frau erhöht haben. Fremdmotivationen sind ungünstige Bedingungen für eine erfolgreiche Therapie. Die Frau sollte in solch einem Fall dann für sich und mit therapeutischer Unterstützung sorgfältig überlegen, was für sie selbst dabei herauskommen kann. Es nützt nichts, ihre Befürchtungen von therapeutischer Seite zu negieren, sie sollten sogar explizit angesprochen werden, und sie sollte nicht durch die Betonung positiver Effekte zu einer Therapie überredet werden.

Weiterhelfen könnte aber die Vermittlung einer explorierenden Sichtweise in Bezug auf das eigene Leben mit der Sexualität; im Sinne des Erkundens könne sie Neues ja einmal ausprobieren. Aufgeben könne sie Sexualität immer noch und sei frei in ihrer Entscheidung, jederzeit eine Therapie abzubrechen. Auch die Sichtweise eines gemeinsam mit ihrem Partner bestehenden Problems zu vermitteln, könnte ihre Motivation stärken. Ihr Mann solle deshalb mitkommen, um auch seine Belastung durch das sexuelle Problem und ihre Belastung durch eine u. U. befürchtete Trennung zu besprechen.

Aktuelle Anlässe

Der aktuelle Anlass zur Beratung zu kommen gibt zusätzlich Auskunft über die Motivation. Die Bedingungen und Ängste in der Partnerschaft könnten sich verschärft haben, oder es könnte aktuell mehr Zeit für die Partnerschaft durch andere Entlastungen oder durch eine Reduktion von Stress vorhanden sein.

Beurteilung der Therapiemotivation
– Eigene oder Fremdmotivation (Partnerdruck, Freundinnen usw.) – eigene Befürchtungen und positive Erwartungen an die Therapie – aktueller Anlass zur Therapie (Veränderung der Lebensumstände, eigene oder Untreue des Partners, Trennungsbedrohungen)

3.5.6 Aspekte sonstiger Lebensbedingungen

Belastende Lebensereignisse und Lebensbedingungen

Die Frage nach Veränderungen der konkreten Lebenssituation mitzuerfragen, bedeutet für manche Frauen schon eine unmittelbare Entlastung. Sie müssen sich nicht vorwerfen oder vorwerfen lassen, tiefgreifend gestört zu sein. Veränderungen dieser Bedingungen, wenn möglich, können auch zum Therapieerfolg beitragen. Belastende Lebensereignisse wie Krankheit von Angehörigen oder Tod lassen sexuelle Aktivitäten in den Hintergrund treten; sie können aber trotzdem vermisst werden. Erschöpfung oder eine lustfeindliche Lebensgestaltung, auch die Nichtverwirklichung von eigenen beruflichen Zielen können ebenso zu einer Beeinträchtigung beitragen. Bisher nicht erreichte Lebensziele, wie z. B. ein unerfüllter Kinderwunsch, führen manchmal zu sexuell problematischen Konstellationen. Wenn z. B. der Geschlechtsverkehr nach einem medizinischen Plan vonstatten gehen soll, ist dies kein verführerisches Ambiente und trägt zu sexuellen Störungen bei.

Auch konkrete Störungen wie weinende Kinder, Empfang von Telefonaten oder Faxen im Wohn- und Schlafbereich oder auch ein Fernseher sind manchmal an der Entwicklung beteiligt.

Hygienische Gewohnheiten und Erkrankungen

Organische Erkrankungen hemmen die Aktivität oder führen zu Schmerzen, so dass sexuell bisher gewohnte Aktivitäten nicht mehr durchgeführt werden. Die organische Beteiligung bei den sexuellen Störungen erfordert eine gynäkologische Untersuchung, auch mit dem Ziel, eine organische Beteiligung auszuschließen. Daneben werden die hygienischen Gewohnheiten der Frau besprochen, insbesondere bei Dyspareunien, um eine Beteiligung an der Störung durch übertriebene Hygiene, Intimsprays oder parfümierte Seifen zu erfassen. Diese sind geeignet, den natürlichen Säureschutz der Vagina zu zerstören, was Brennen und Schmerzen verursachen kann.

Einige Erkrankungen (körperliche wie psychische), aber auch ein Missbrauch oder eine Abhängigkeit von Alkohol, Drogen oder die Einnahme von Medikamenten können spezifische Auswirkungen auf die sexuelle Appetenz haben (s. Kapitel 1.6).

Erotische Neigungen zum eigenen Geschlecht, die nicht gelebt werden und auch sogar im Widerspruch zu eigenen Vorstellungen der Frau stehen, einen Mann und Kinder haben zu wollen, könnten ebenso sexuelle Unzufriedenheit und Symptome, wie z. B. Aversion vor Sex, erklären helfen.

Zusätzliche Lebensbedingungen mit Erklärungswert	
Belastende Lebensereignisse	– Krankheit, Tod Angehöriger – Hausbau, Umzug, Berufswechsel, – Geburt eines Kindes
Beruf und Lebensziele	– Berufsstress, Dreifachbelastung: Beruf, Haushalt, Kinder, Unter- und Überforderung im Beruf und Arbeitslosigkeit – Nichtverwirklichung von Lebenszielen im Beruf, – ungewollte Kinderlosigkeit – keine Hobbys und Entspannung (lustabträgliche Lebenshaltung)
Konkrete Störungen	– unruhige Babys oder Kinder – Telefon, Fax, Fernseher im Erholungs- und Schlafbereich – Wochenendbeziehung – Geschlechtsverkehr nach Plan (z. B. um ein Kind zu zeugen)
Organische Bedingungen und Krankheiten	– schwere körperliche Erkrankungen – gynäkologische Defekte – falsche Vaginalhygiene – schwere psychische Erkrankungen – Nebenwirkungen von Medikamenten
Abhängigkeit und Missbrauch von Substanzen	– Alkohol – Medikamente – Drogen
Sexuelle Orientierung	– lesbische Wünsche im Widerspruch zur gelebten Realität – Ängste um die eigene Geschlechtsidentität
Informations- defizite	– in Bezug auf sexuelle Mythen – biologische Grundlagen – in Bezug auf die Varianz sexuellen Verhaltens

Neben einer gynäkologischen Untersuchung sind internistische Abklärungen notwendig, wenn andere Beschwerden einen Hinweis auf Erkrankungen geben. Eine Inappetenz kann z. B. auch durch einen allgemeinen schlechten Gesundheitszustand, Müdigkeit z. B. bei niedrigem Blutdruck, und durch einen schlechten Ernährungszustand bei einseitiger Ernährung oder diätetischen Maßnahmen erklärt werden.

3.5.7 Fragebögen

Zur Ergänzung der Diagnostik aber auch zur Therapieerfolgsüberprüfung stehen Fragebögen zur Verfügung. Sie sollten erst nach den ersten Gesprächen mitgegeben werden. In der Regel finden es Frauen anregend, in ihnen Stellung zu beziehen, und es kann für Paare bereichernd sein, sich gegenseitig, nach alleinigem Ausfüllen, über die Inhalte zu informieren.

Fragebögen unterstützen die Bestandsaufnahme. Insbesondere, wenn das sexuelle Problem in Abhängigkeit von anderen Problemen zu sehen ist, sollten auch andere Instrumente zum Einsatz kommen.

Unterstützung durch Fragebögen

Fragebögen zur Sexualität
– Fragebogen zur sexuellen Interaktion (SII); Crombach-Seeber & Crombach (1986); 102 Items. Tübinger Skalen zur Sexualtherapie (TSST); Zimmer (1989); 35 Items.
Fragebogen zur Partnerschaft
– Fragebogen zur Partnerschaftsdiagnostik (FPD), Partnerschaftsfragebogen (PFB); Hahlweg (1996); 31 Items.
Fragebogen zu Depressivität und Angst
– Beck – Depressionsinventar (BDI); deutsche Bearbeitung von Hautzinger et al. (1995); 21 Items.
– Das State-Trait-Angstinventar (STAI); Laux et al. (1981); zwei Skalen mit je 20 Items.

Eine tabellarische Übersicht und Beurteilung der vorhandenen, auch englischsprachiger Instrumente wird von Strauß und Heim (1999) gegeben.

3.6 Therapieplanung

Die diagnostische Phase ist durch die genaue Erfassung der sexuellen Situation sowie der Partnerschaft mit der Verdeutlichung von Selbstverstärkungsmechanismen bereits für einige Frauen genügend informativ, um selbst mit den sexuellen Problemen besser umgehen zu können. Ist das Paar gemeinsam gekommen, so kann die Offenlegung des Erlebens beider Partner wesentlicher therapeutischer Impuls sein, die Problematik selbst zu verbessern. Einige Anhaltspunkte zur Entscheidung, ob eine Beratung mit einigen wenigen Gesprächen oder eine längerfristige Therapie indiziert ist, sind in Tabelle 8 enthalten.

Genaues Erfragen hat therapeutische Wirkung

3.6.1 Indikation für Beratung und Therapie

Übergang von Beratung in Therapie

Aus den ersten Gesprächen ergibt sich die Entscheidung, ob eine Beratung (einzeln oder als Paar) bereits genügt, ob eine Einzeltherapie oder eine Paartherapie gewünscht bzw. auch indiziert ist. Nach dem konzeptuellen Modell von Annon (1974) lassen sich Orientierungen für das Vorgehen ableiten, und es gestattet fließende Übergänge zwischen Beratung und Therapie. Das Modell wird PLISSIT genannt und leitet sich ab aus:

PLISSIT	
Permission (P)	Erlaubnis geben (z.B. Selbstbefriedigung ohne den Partner)
Limited Information (LI)	spezifische Informationen vermitteln (z.B. in bezug auf den weiblichen Orgasmus)
Specific Suggestions (SS)	konkrete Vorschläge machen (z.B. Veränderungen von äußeren Störungen)
Intensive Therapy (IT)	intensive Therapie

Während es sich bei Permission um die Vermittlung von Akzeptanz und Toleranz von abweichenden (als deviant erlebten) Einstellungen und Verhaltensweisen handelt, geht es bei Limited Information um eine Korrektur von Wissensdefiziten und blockierenden Einstellungen. Erst wenn auch konkrete mit der Frau oder dem Paar gemeinsam erarbeitete Vorschläge zu keiner Änderung führen, wird nach diesem Modell die intensive Therapie nötig.

Übergang von Therapie in Beratung

Eine Beratung kann in eine Therapie überführt werden, wenn deutlich wird, dass dabei erlebte Ängste eine Veränderung z.B. blockieren oder starke Defizite in der Kommunikation sexueller Wünsche bestehen. Umgekehrt kann auch eine ursprünglich geplante Therapie nach ein paar Sitzungen überflüssig werden (s. Tabelle 8). Ist das der Fall, sollte aber die Entscheidung mit der Frau (und dem Partner) gründlich überdacht werden und als ein neues Vermeidungsverhalten zunächst in Frage gestellt werden.

Schwere Partnerkonflikte verlängern die Therapie

Bei schweren Konflikten in der Partnerschaft, die einen Einfluss auf das sexuelle Problem (Untreue, Dominanzprobleme z.B. aber auch Kommunikationsdefizite) haben, kann vor der Bearbeitung des sexuellen Problems versucht werden, daran zu arbeiten. Allerdings werden die meisten Frauen (und deren Partner) motivierter sein, sich zunächst mit den sexuellen Problemen zu beschäftigen. Erst bei einer (Wieder-) Belebung anderer Probleme, können Zwischenschritte eingebaut werden. Die dadurch bedingte Verlängerung der Therapie wird dann in der Regel auch akzeptiert. Oft werden bestimmte Probleme der Paarbeziehung oder auch individuell bedeutsame Einstellungen und Kognitionen erst bei einer empfohlenen Übung oder deren Vermeidung deutlich. Für die Bearbeitung von Partnerschaftsproblemen ist Schindler, Hahlweg und Revenstorf (1998) zu empfehlen.

Tabelle 8:
Entscheidungshilfen für Beratung oder Therapie (Indikation)

Indikation	Inhaltliche Aspekte
Beratende Gespräche	– bei Informationsdefiziten über biologische Grundlagen und sexuellem Verhalten – bei erst kurz bestehenden Störungen – bei sekundär durch Lebensereignisse entstandenen Störungen (Umzug, Tod, Krankheit) – bei Problemen, über Sex zu sprechen, aber ansonsten guter Beziehung – bei leicht veränderbaren äußeren Bedingungen (Abstellen von äußeren Störungen) – bei organischen und psychischen Erkrankungen, die sexuelle Störungen mitbewirken
längerfristige Therapie	– bei primären Störungen (nur bei zusätzlicher subjektiver sexueller Unzufriedenheit) – bei Vaginismus, – bei trotz subjektiver Bemühungen chronifizierter Störungen (länger als 1/2 Jahr) – bei längerer Vermeidung von Sexualität (bei Frauen ohne und mit Partner) – zusätzlich starren Rollen in der Partnerschaft

3.6.2 Gruppentherapie

Gruppentherapien mit Paaren und Gruppentherapien nur mit Frauen wurden gegenüber den Paartherapien mit vergleichbaren Erfolgen durchgeführt. Außer in sexualtherapeutischen Ambulanzen ist es selten möglich, Paare zu einer Gruppentherapie zusammenzustellen. Wenn dies doch möglich sein sollte, so wären symptomhomogene Gruppen vorzuziehen. Die Vorteile einer Gruppenbehandlung von Paaren bestehen in der Solidarität untereinander und dem Mutmachen durch erste Erfolge anderer Gruppenmitglieder. Dadurch werden Vermeidungen schneller aufgegeben, und die Paare wagen sich schneller an ihre Konflikte heran (sog. interpersonelle Lernerfahrungen; Strauß, 2001). Inhaltlich werden Gruppentherapien mit Paaren an den Therapieelementen des modifizierten Masters und Johnson Programms orientiert (s. Kapitel 5.2).

Symptomhomogene Paargruppen

In den Gruppentherapien mit Frauen wird eine Mischung aus Körperselbsterfahrung und der Bearbeitung von Ängsten und Konflikten im Kontext der sexuellen Probleme angeboten. Dabei wird es von den Frauen als sehr erleichternd erlebt, dass kein Mann sie bei der Bearbeitung ihrer sexuellen Probleme stört. Solche Frauengruppen sollten auch nur von Therapeutinnen geleitet werden (Barbach, 1974; Leiblum & Ersner-Hershfield, 1977; Trierweiler, 1986)

Gruppentherapie mit Frauen

3.6.3 Sexualtherapie ohne Partner

Eine Paartherapie ist einer Einzeltherapie vorzuziehen, wenn ein Partner vorhanden ist. Allerdings sollten Frauen, deren Partner nicht zur Therapie mitkommen wollen, nicht abgewiesen werden. Eine Ablehnung würde die zu vermutende komplexe Problematik innerhalb einer solchen Partnerschaft vermutlich weiter verschärfen. Darüber hinaus können Frauen gerade von der Einzeltherapie durch die Stärkung ihres Selbstbewusstseins, sexuelle Wünsche z. B. ausdrücken zu können, auch für die Partnerschaft profitieren (s. Kap. 5.4).

3.6.4 Organische oder psychische Verursachung und ihre Bedeutung für die Therapieplanung

Gynäkologische Untersuchung

Zusammenarbeit mit Ärzten und Ärztinnen: Die Patientinnen sollten immer dann zu einer medizinischen Untersuchung überwiesen werden, wenn Schmerzen bestehen oder andere Hinweise auf Erkrankungen bestehen. Frauen sollten immer auch gynäkologisch untersucht werden.

Orientierung von Frauen auf psychische Verursachung: Eine organische Verursachung wird von Frauen eher selten ins Gespräch gebracht, vielmehr neigen manche dazu, selbst bei organischen Erkrankungen die sexuelle Störung psychisch zu erklären. Deshalb ist für das weitere Vorgehen eine ärztliche Konsultation und eine Zusammenarbeit mit dem Arzt oder der Ärztin wichtig, da die Akzeptanz von organischen (Mit-)Verursachungen durch die medizinische Untersuchung größer ist.

Aufklärung über Zusammenhang von organischen und psychischen Problemen

Gegenseitige Beeinflussung von organischen und psychischen Faktoren: Sind organische Ursachen direkt mit der sexuellen Störung verbunden, können Sexualberatung und Aufklärung über die Zusammenhänge erforderlich sein. Das Erleben der Erkrankung oder Schädigung beeinflusst das Selbstwerterleben, die Akzeptanz des eigenen veränderten Körpers, die Partnerschaft und damit auch die sexuelle Zufriedenheit. Manche Frauen fühlen sich durch die Veränderungen mehr beeinträchtigt, als dass dies durch die Erkrankung erklärt werden kann.

Partnerbeteiligung bei organischer Verursachung: Da bei einer Verursachung einer sexuellen Symptomatik durch eine organische Erkrankung seltener Partnerprobleme vorhanden sind, sind die Partner in der Regel eher bereit, mitzukommen.

68

Hinweise auf organische (Mit-)Verursachung

- akuter Beginn im Zusammenhang mit Schmerzen
- zeitlich im Zusammenhang mit Erkrankungen, die Wohlbefinden beeinträchtigen und Schmerzen verursachen
- zeitlich im Zusammenhang mit Erkrankungen, die zentralnervöse und endokrine Prozesse beeinträchtigen
- gynäkologische Beeinträchtigungen und Erkrankungen
  - Schädigung des Beckenbodens oder Dammriss/schnitt bei Geburten
  - Entzündungen der Geschlechtsorgane u. a. durch Soor, Trichomonaden, Geschlechtskrankheiten, übertriebene Hygiene und Intimsprays,
  - geknickte Gebärmutter u. a. Fehlbildungen
  - gynäkologische Operationen
  - Folgen nach Krebsbehandlung (Strahlentherapie, Chemotherapie, Hormontherapie)
  - Hormoneller Zustand nach Krebs
  - Hormoneller Zustand durch Klimakterium
- in zeitlichem Zusammenhang mit neurologischen Ausfällen
- Alkohol und Drogenmissbrauch oder Abhängigkeit
- zeitlicher Zusammenhang mit Medikamenteneinnahme

und Fehlen von Hinweisen auf:
- situative Abhängigkeit
- belastende Lebensereignisse
- schwere Partnerkonflikte
- lustabträgliche Lebensgestaltung
- Ängste und selbstunsichere Persönlichkeit

Hinweise auf psychische Verursachung

- eher schleichender Beginn
- situative Abhängigkeit (Symptome sind nicht immer vorhanden)
- zeitlich im Zusammenhang mit belastenden Lebensereignissen
- zeitlich in Zusammenhang mit Veränderungen der Stressbelastung
- extreme Gefühle im Zusammenhang mit Sexualität: Ekel, Abneigung, Unzufriedenheit
- Sexual- und andere Ängste und selbstunsichere Persönlichkeit
- schwere Partnerkonflikte
- keine dauerhafte Medikamenteneinnahme
- kein Alkohol- oder Drogenmissbrauch oder Abhängigkeit

4 Sexualberatung

Geringe Chronifizierung und Wissensdefizite

Der Unterschied zwischen einer Sexualberatung und einer Therapie besteht in der zeitlichen Kürze (ca. 1 bis 5 Kontakte), der Konzentration auf informative Inhalte zur Veränderung von Wissensdefiziten und unrealistischen Vorstellungen sowie konkreter Vorschläge zur Veränderung und zur Prävention der Entwicklung oder Chronifizierung von sexuellen Störungen (PLISSIT, s. Kapitel 3.6.1). Wenn die Frau oder auch der beteiligte Partner zur Veränderung ihrer Situation sehr motiviert sind, können Empfehlungen einiges bewegen. Auch die vorsichtige Einschätzung der Bedeutung des sexuellen Symptoms für die Beziehung kann so hilfreich sein, dass keine längerfristige Therapie vorgenommen werden muss. Immer sollten Ressourcen innerhalb der Partnerschaft gestärkt werden.

4.1 Beratungsschwerpunkte

Eine Beratung und Hilfe bei sexuellen Problemen wird entweder direkt gewünscht oder der Beratungs- oder Therapieauftrag ergibt sich aus dem Gespräch mit der Patientin. Präventive Beratungsgespräche sind dann notwendig, wenn bei einer organischen oder psychischen Erkrankung mit sexuellen Problemen zu rechnen ist (s. Kapitel 1.6).

Wenn Frauen ihre sexuellen Probleme ansprechen, suchen sie zwar häufig nach psychischen Ursachen, selten aber glauben sie, dass die sexuelle Problematik eine psychische Krankheit darstellt. Eher befürchten sie eine derartige unangemessene Etikettierung. Sie mögen sich hilflos und gefangen in Beziehungen fühlen oder Ängste vor Partnerschaften haben, erwarten aber Ermunterung zum Aussprechen, Entlastung, vielleicht auch Beruhigung, Hoffnung und Unterstützung bei ihren Problemen.

Präventive Ziele der Beratung

Ziele der Beratung bestehen darin, ein Verständnis für die Zusammenhänge zu entwickeln, die zu einem sexuellen Problem führen können, und darin, unrealistische Vorstellungen über Sexualität, Geschlechtsrollenstereotypien und Partnerschaft zu verändern. Rechtzeitige Beratung in für die Sexualität anfälligen Lebensabschnitten oder Beratung bei einer Erkrankung kann sexuelle Schwierigkeiten zumindest mindern (s. Kapitel 4.2).

4.1.1 Elternfragen als Einstieg in eigene Thematik

Direkte Beratungswünsche werden auch von Müttern (und Vätern) geäußert, um ihre Unsicherheit in sexualaufklärerischen Fragen und Einstellungen zu verringern. Manchmal sind diese Fragen allerdings auch nur als Einstieg in ein bisher vermiedenes Gespräch über das eigene Sexualleben zu verstehen.

4.1.2 Probleme von jungen Frauen

Biologie und Attraktivität: Junge Frauen haben besonders, wenn sie körperfeindlich erzogen wurden, Informationsbedürfnisse in Bezug auf biologische Abläufe beim Mann und bei der Frau. Obwohl sie einer Flut von Informationen ausgesetzt sind, scheinen sie gerade diese zu vermeiden. So können sie am Beginn ihres Erwachsenenlebens irritiert über die Veränderungen ihres Körpers sein: vielleicht ein zu großer oder zu kleiner Busen; z.B. fühlen sie sich fast immer zu dick. Ihr Geschlecht empfinden sie als unnormal und sind irritiert über Größe und Farbe von äußeren und inneren Lust(Scham)lippen. Hier helfen Informationen verbunden mit Bildern über die interindividuelle Variationsbreite weiter. Auch Ängste in Bezug auf die Größe eines Penis im Verhältnis zu einer als klein empfundenen Vagina sind durch Informationen über die Veränderung der Vagina bei Erregung zu nehmen (s. Kapitel 1.7).

Wissensdefizite und Attraktivitätsdruck

Leistungsdruck und Orgasmusfixierung: Manche jungen Frauen machen sich Sorgen, wenn sie noch nie oder selten einen Orgasmus hatten. Wenn diese jungen Frauen ansonsten Spaß an Sex haben, genügen Empfehlungen, selber am eigenen Körper auszuprobieren, was ihnen noch mehr Spaß macht. Es sollte ihnen deutlich gemacht werden, dass es nicht als Störung angesehen wird, keinen Orgasmus zu empfinden und sich trotzdem sexuell zufrieden zu fühlen. Schmerzen beim Geschlechtsverkehr sind nicht selten bei jungen Frauen oder Mädchen. Dass dies besonders bei fehlender Erregung eintritt, erklärt ihnen vielleicht schon, dass sie sich nicht nach eigenen sexuellen Bedürfnissen, sondern nach denen eines Partners orientiert haben. Hier ginge es denn auch um die Stärkung ihres Selbstbewusstsein, auch „nein" sagen zu dürfen.

Orientierung an sexuellem Vergnügen und Zufriedenheit

Die Möglichkeit multipler Orgasmen: Die für Frauen berichtete Möglichkeit, mehrere Orgasmen zu erlangen, sollte keinesfalls individuell so interpretiert werden, als wolle dies jede Frau auch. Manche Frauen fühlen sich nach dem Orgasmus auch körperlich überreizt und empfinden weitere genitale Stimulierungen auch als schmerzhaft, besonders dann, wenn der Orgasmus über nicht-koitale Praktiken ausgelöst wurde. Junge Frauen sollten ihre Empfindungen deutlich machen und nicht erwarten, dass der Mann

Nicht alle Frauen wollen multiple Orgasmen

71

diese entdeckt. Aber auch Männer haben sprachliche Fähigkeiten, die sie dazu befähigen sollten, nachzufragen.

Sex, Liebe und Treue: Junge Frauen haben hohe Erwartungen an Sexualität, die eingebunden in sexuelle Treue und Liebe sein soll. Solche Erwartungen bergen das Risiko von Enttäuschungen, wenn sie Sexualität mit Liebe verwechseln. Auch für solche Probleme könnten junge Frauen in der Beratung Verständnis finden, indem ein anderer Blickwinkel erzeugt wird.

Kenntnis des eigenen Körpers: Junge Frauen sind jungen Männern gegenüber weniger masturbationserfahren, so dass sie ihren Körper bei ersten sexuellen Kontakten nicht gut kennen. Eine Betonung der Wichtigkeit solcher Körpererfahrungen von professioneller Seite mag ihnen zu neuen Erfahrungen verhelfen. Auch die freie Wahl einer Verhütungsmethode, setzt die Kenntnis von biologischen Abläufen sowie den technischen Umgang damit voraus. Frauen sollten den Umgang mit einem Kondom gewohnt sein und sich sicher in ihrem Verhalten sein, wenn der Partner eine Kondombenutzung ablehnt. Das Durchspielen mehrerer Verhaltensmöglichkeiten in solch einer Situation, könnte der jungen Frau mehr Sicherheit verschaffen.

Kenntnis biologischer Abläufe des eigenen Körpers

Neue sexuelle Verhandlungsmoral: Wenn sich auch die sexuelle Kontaktaufnahme von jungen Frauen und jungen Männern relativ verändert hat (Schmidt (1998) spricht von einer neuen Verhandlungsmoral, wonach die Erlaubnis zu Sex vom Partner oder von der Partnerin eingeholt werden muss), so herrscht doch eher die Vorstellung vor, Frauen seien weniger fordernd und Männer hätten einen eher stärkeren Trieb. Demnach mag manche Frau doch noch glauben, sich danach richten zu müssen, vielleicht um ihren Partner nicht zu verlieren. Frauen können sogar durch solche postulierten Interaktionsformen auch verunsichert werden, z. B. dass von ihnen nun klare Absichten gefordert werden. Eine Abwägung der Vor- und Nachteile von passivem oder aktivem Verhalten kann allerdings starre Muster aufzugeben helfen.

Flexibilität in der Kontaktaufnahme

4.1.3 Neue Lebensphasen und Schnittpunkte

Frauen erleben an lebensverändernden Schnittpunkten besondere Verunsicherungen und Ängste, die die Sexualität betreffen.

Schwangerschaft: Die Schwangerschaft selbst beeinträchtigt sexuelle Gefühle nicht. Verschiedene Probleme oder Ängste können jedoch die sexuelle Appetenz und Aktivität hemmen. So kann die Frau Angst haben, das Kind zu beschädigen, sie erlebt ihre Attraktivität als beeinträchtigt und ist sich der Gefühle ihres Mannes in Bezug dazu nicht sicher. Sie kann erschöpfter und bedürftiger nach Nähe als nach Sex sein. Das erfordert

Sexualität ist „erlaubt"

72

einerseits eine Kommunikation dieser Ängste und andererseits eine Flexibilität auch des Partners, sich auf diese Bedürfnisse einzustellen. Medizinisch ist nichts gegen Sexualität mit Koitus einzuwenden. Nur in wenigen Einzelfällen (z. B. bei geöffnetem Muttermund) spricht etwas dagegen. In der späten Phase der Schwangerschaft sollte nach Positionen gesucht werden, die bequem und lustvoll für die Frau sind.

Geburt des ersten Kindes: Die Geburt des ersten Kindes verändert die gesamte Lebenssituation der Frau. Gesellschaftliche Idealvorstellungen von Mütterlichkeit und auch Erziehungsratgeber können die Frau bedrängen, den Beruf aufzugeben. Bleibt die Frau berufstätig, muss sie – leider – damit rechnen, dass sich ihr Zuständigkeitsbereich schleichend in Richtung Dreifachbelastung – Beruf, Hausfrau und Mutter – verschiebt. Selbst wenn andere Pläne vorher gemeinsam mit dem Partner bestanden haben, ist dieser Trend deutlich. Dieses Rollengefälle wird noch risikoreicher, wenn sie ihren Beruf aufgibt. Sie verliert die Quelle der Bestätigung und ihre Selbstsicherheit, die sie gleichzeitig als Attraktivitätsverlust verbuchen kann. Auch körperlich fühlt sie sich verändert und unattraktiver.

Berufsaufgabe als Quelle von Verunsicherung

Gleichzeitig kann der Vater irritiert sein durch das Gefühl, teilweise aus der Mutter-Kind-Dyade ausgeschlossen zu sein. Dies kann zu einer Intensivierung seines beruflichen Engagements und damit zusätzlich zu einer Verunsicherung der gemeinsamen Kommunikation führen, die sich auch sexuell widerspiegelt. Daneben verhindern stereotype Vorstellungen darüber, dass ein Kind seine Mutter brauche, die Suche nach zusätzlichen Betreuungsmöglichkeiten. Andere Menschen können im Übrigen wichtige Bezugspersonen und zusätzliche Modelle für ein Kind werden. Auf diese Probleme kann in der Beratung präventiv eingegangen werden.

Spontane Sexualität wird unmöglich

> **Beachte:** Als besonders beeinträchtigend wird von den meisten Paaren erlebt, dass Sexualität nicht mehr spontan stattfinden kann, sondern das Kind im Vordergrund steht. Wenn solche Themen schon vor der Geburt eines Kindes erörtert werden und das Spontaneitätsgebot für die Sexualität („Sex muss immer spontan sein, sonst ist es nicht leidenschaftlich") bereits in Frage gestellt werden konnte, so wirkt sich dies günstig auf die Zeit nach der Geburt eines Kindes aus.

Künstliche Befruchtung und Sexualität: Sexualität und Partnerschaft sind betroffen, wenn Paare sich Kinder wünschen und nach vergeblichen Bemühungen professionelle Hilfen annehmen. Der Ablauf der Versuche durch hormonelle oder medizinisch-technische Hilfen zu einem Kind zu kommen, wird als enterotisierend erlebt. Ärzte und Ärztinnen sind gut beraten, wenn sie frühzeitig auf diese Irritationen hinweisen bzw. in der Lage sind, gemeinsam mit dem Paar die Interventionen im Hinblick auf die Lebensqualität auch in Frage zu stellen. Leider kommen diese Paare manchmal erst nach vielen erfolglosen Versuchen und einer massiven Beeinträchti-

Enterotisierende medizinisch-technische Hilfen

gung ihres sexuellen Vergnügens in die Beratung. Eine Relativierung ihres Kinderwunsches und eine neue Bewertung ihrer Partnerschaft können erste Hilfen zur Wiederentdeckung von Freude an der Sexualität sein und sogar in Einzelfällen zu einer Schwangerschaft führen.

Unterstützung bei Dreifachbelastung der Frau

Dreifachbelastung von Frauen: Frauen fühlen sich wenig akzeptiert in ihrer Dreifachbelastung als Hausfrau, Mutter und Erwerbstätige. Solche Belastungen sind für sich gesehen durch die körperliche Belastung und Erschöpfung schon sexuell beeinträchtigend. Wenn die Frau darüber hinaus wenig Verständnis erfährt und wenn ihr Partner die von ihr gezeigte Zärtlichkeit und Nähe als sexuelles Bedürfnis missinterpretiert, so mag sie sich immer mehr zurückziehen. Eine Verdeutlichung dieser Überbelastung, die Darstellung des Zusammenhangs mit dem sexuellen Problem und eine Diskussion neuer Verteilungsmöglichkeiten vermag manchmal beide zu entlasten.

4.1.4 Mittleres Erwachsenenalter

Traditionellere Sozialisation: Sexualität war in Kindheit und Jugend der heute 40- bis 50-jährigen Frauen noch tabuisierter und wurde ihnen eher als etwas Bedrohliches vermittelt. Sie benötigen deshalb manchmal mehr Informationen zu weiblichen und männlichen sexualphysiologischen Abläufen als aufgrund der Medienrepräsentation anzunehmen ist.

Stärkung individueller Aktivitäten

Soziale Aktivität, Autonomie und sexuelle Aktivität: Wenn Frauen mit ihren Männern über Jahre zusammenbleiben, reduziert sich die sexuelle Aktivität. Andere gemeinsame oder individuelle Aktivitäten, die evtl. gerade die gegenseitige Attraktivität ausgemacht haben, verringern sich manchmal ebenso. Deshalb kann sich eine Beratung auf die Stärkung dieser Aspekte beziehen. Dass Frauen dieses Alters in den unteren Schichten eher sexuelle Probleme aufweisen, kann auch so verstanden werden, dass solche Paare weniger Geld zur Verfügung haben, teure und gemeinsame Aktivitäten unternehmen zu können. Beratung könnte dann auch darin bestehen, nach Aktivitäten zu suchen, die finanziell nicht anspruchsvoll sind und trotzdem Vergnügen machen und die Partnerschaft beleben. Belebend ist allerdings auch, wenn Frauen nicht nur die Gemeinsamkeit in den Vordergrund stellen, sondern ihre Autonomie stärken und etwas Eigenes entwickeln.

„Fly for new"

„empty nest" oder „fly for new": Die mittleren Lebensjahre werden von manchen Frauen als Identitätskrise erlebt. Körperliche Energie und der Gesundheitsstatus kann sich verschlechtern, und eine von vielen als bedeutsam erlebte Attraktivität, die die Jugendlichkeit in den Vordergrund stellt, geht verloren. In dieser Situation gehen vorhandene Kinder aus dem Haus. Frauen können darauf mit Verunsicherung und depressiven Reaktio-

nen reagieren („empty nest"). Dies erleben Frauen umso stärker, wenn sie nicht berufstätig und sie ganz in der Rolle der Mutter aufgegangen waren. Solche Verunsicherungen lassen bisherige starre Muster in der Partnerschaft und der Sexualität besonders deutlich werden. Demgegenüber kann diese neue Situation auch als Chance zu neuen Entwicklungen von Interessen und einer Intensivierung beruflicher Tätigkeiten führen. Sie kann die Selbstsicherheit der Frauen stärken und damit auch Freiräume für Entdeckungen in der Sexualität schaffen („Fly for new"). Für diesen Prozess brauchen manche Frauen Unterstützung und Mut.

Tod des Partners: Ganz andere Probleme entstehen für die Frau, wenn ihr Partner schwer krank oder verstorben ist. Neben den Veränderungen und der Trauer vermisst sie auch körperliche Nähe und Sexualität, wenn diese vorher zufriedenstellend war. Sie mag traurig sein und trotzdem sexuelle Lust und Erregung spüren, auch wenn sie an andere Männer denkt. Diese Gefühle werden als sehr diskrepant erlebt und sind schambesetzt. Vielleicht gibt es keine kurzfristigen Lösungsmöglichkeiten, aber die Akzeptanz und das Verständnis für diese Gefühle mag ihr weiterhelfen, für die nächste Zeit Mittel zur Selbstbefriedigung zu finden. Auch die Möglichkeit, sich einen neuen Partner zu suchen, könnte von ihr erwogen werden. Dabei sollte sie dann unterstützt werden in der Auseinandersetzung mit sozialen oder familiären Reaktionen auf dieses Begehren.
Trauer, sexuelle Lust und Scham

Verlassenwerden: Nicht selten erleben Frauen nicht nur die „empty nest" Situation durch das Ausziehen der Kinder, sondern sie werden auch noch von ihren Männern wegen jüngerer Frauen verlassen. Dies bedeutet eine Konfrontation mit eigenen Gefühlen des Verlusts von Jugendlichkeit neben vielen anderen Kränkungen und Verletzungen. Auch mag sie phantasieren, sie sei deswegen verlassen worden, weil sie sexuell zu wenig geboten habe und stellt damit auch ihre Weiblichkeit in Frage. Hat die Frau ein funktionierendes soziales Netz, ist berufstätig und hat eigene Hobbys, vielleicht ja sogar Leidenschaften, so benötigt sie nur wenig Unterstützung und Beratung. Eine Fokussierung auf ihre evtl. vorher bestandenen Unzufriedenheiten mit der Partnerschaft und Sexualität stärkt ihre Neuorientierung („Fly for new").
Stärkung einer Neuorientierung

Klimakterium: Die im Klimakterium veränderte Hormonsituation kann zu einer Verringerung der Lubrikation führen (allerdings nicht immer), obwohl sich die Frau erregt fühlt. Irritationen darüber verbunden mit tradierten Meinungen über die Reduktion von sexuellen Gefühlen im Klimakterium und evtl. empfundenen Schmerzen beim Koitus veranlassen die Frau u. U., Sexualität zu vermeiden. Den Schmerzen kann durch Vaginalsalben oder Hormonsubstitution begegnet werden.
Technische und medizinische Hilfen anbieten

Frauen und jüngere Männer: (Wieder-)alleinstehende Frauen sind überrascht und auch geschmeichelt, wenn sie für deutlich jüngere Männer als (Sexual-)Partnerin in Betracht kommen. Auch wenn das Paar sich einig ist,
Offenlegung gegenseitiger Erwartungen

haben besonders die Frauen mit Abwertung zu rechnen oder sie erwarten diese. Aus dieser Konstellation heraus befürchten sie dann zunehmend, dass auch ihr Partner sich von ihnen abwendet und fühlen sich deshalb vielleicht herausgefordert, sexuell besondere Leistungen zu vollbringen. Offene Gespräche über Erwartungen und Erlebensweisen der sozialen Reaktionen beider Beteiligten und der jeweiligen Erwartungen im Hinblick auf die Partnerschaft, die Sexualität und das körperliche Erleben können Unsicherheiten und Missverständnisse aufklären helfen. Eine Garantie für Langlebigkeit gibt es auch für andere Partnerschaften nicht.

4.1.5 Spätes Erwachsenenalter

Verzicht auf Sex? Es hat sich herausgestellt, dass ältere Frauen keineswegs auf sexuelle Aktivitäten verzichten, auch wenn dies gesellschaftlich häufig nicht bemerkt wird. Besonders Familienmitglieder haben merkwürdigerweise große Probleme, sich vorzustellen, dass ihre Eltern mit 60 oder 70 Jahren sexuell aktiv sind, obwohl sie Sex im Alter grundsätzlich bejahen. Ermöglicht man älteren Frauen ein Gespräch über ihre Sexualität, zeigen sie Offenheit und Flexibilität. Wenn Frauen in höherem Alter von sexuellen Problemen berichten, so fühlen sie sich durch Unbeweglichkeiten und Schmerzen beeinträchtigt. Nicht selten haben sie Ängste, dass sie ihre oft älteren Männer überbeanspruchen und stecken dann eigene Bedürfnisse **Neue sexuelle** zurück. Ein offenes Gespräch gemeinsam mit dem Partner darüber, was **Aktivitäten und** möglich ist, und was verändert werden kann, verbunden mit Literaturanga- **Techniken** ben über Sex im Alter (z.B. Kitzinger, 1986), kann zu einer neuen körperlichen Nähe und Akzeptanz von alternativen Techniken führen.

Eindämmung *Neue Partnersuche:* Ältere Frauen leben länger als ihre häufig noch älteren **von hohen** Partner, so dass sie nach deren Tod sich einsam fühlen und körperliche **Erwartungen** Nähe und sexuelle Vergnügungen vermissen. Ist die Partnerschaft zufriedenstellend gewesen, so sind sie eher zu überzeugen, dass eine Partnersuche erfolgversprechend sein könnte mit der Einschränkung, dass neue Partner nicht alle bisher als zufriedenstellend erlebten Bereiche in der alten Partnerschaft ebenso erfüllen können. Sie sollten aber nicht zu neuen Partnerschaften und Sexualität gedrängt werden, wenn sie sich allein zufrieden fühlen und Sexualität nicht vermissen.

4.1.6 Weibliche und männliche Stereotype

Frauen möchten *„Weibliches Vorspiel" und „männliches Endspiel":* Abweichungen von **nicht immer ein** mittlerweile als Alltagswissen stereotypisierten Vorstellungen von weibli- **langes Vorspiel** cher und männlicher Sexualität können Frauen irritieren: nämlich dass Frauen ein „Vorspiel" bräuchten und Männer immer genital fixiert seien (auf das „Endspiel"). Sie können, wenn sie nicht nachfragen, nicht einordnen, wenn ihr Partner gar keinen Koitus will, sondern stellen ihre eigene Attraktivität in Frage. Oder sie selbst sind schnell zu erregen, wollen schnellen genitalen Sex und glauben deshalb nicht normal zu sein.

> **Beachte:** Sexuelle Vorlieben und sexuelles Erleben sind sehr breit gefächert. Wenn sich die Beteiligten beim Sex auf etwas einigen, was beiden Spaß macht, so ist alles erlaubt und nichts verwerflich oder „unnormal", wenn es nicht jemandem schadet.

Forderung nach Sex oder Zärtlichkeit: Frauen haben eher die Vorstellung, für sie sei Sexualität nur verbunden mit Zärtlichkeit, Sensibilität und Sanftheit möglich. Da diese Bedürfnisse so selten erfüllt werden, kommen Frauen gar nicht dazu, zu entdecken, wie die andere Seite der Sexualität sein kann, wenn sie nämlich selbst fordern und sich etwas nehmen. Umgekehrt lohnt es sich in der Paarberatung, diesen Aspekt auch für den Mann herauszuheben. Auch er kann u. U. ein eigenes Bedürfnis z. B. nach Zärtlichkeit und Sensibilität nicht entdecken, solange seine Partnerin Zärtlichkeit von ihm einfordert. Dann „muss" er aus seiner Sicht weiter auf seinem fordernden Verhalten bestehen („sonst komme ich ja nie zum Geschlechtsverkehr") und beide entdecken nicht die „andere Seite" der Sexualität für sich.

Sexualität fordernde Frauen

Geheime Wünsche: Die verbreitete Meinung, Frauen hätten keine devianten Wünsche, lehnten Pornographie ab und seien nicht über erotisch-sexuelle Medien zu stimulieren, muss als überholt angesehen werden. Dies ist Frauen häufig noch nicht – und im Übrigen ihren Partnern ebenso nicht – bekannt, und sie erleben sich als abweichend von anderen Frauen. Gleichzeitig mögen sie auch Angst haben, solche Vorlieben und Wünsche gerade ihrem Partner gegenüber zu kommunizieren, weil sie seine Abwertung befürchten. Haben sie bereits Ansätze dazu gemacht und haben negative Reaktionen erlebt, so werden sie sich hüten, dies noch einmal zu versuchen. Auf diese Weise können geheime Wünsche und Praktiken jahrelang verborgen existieren und könnten doch für die Partnerschaft eine neue Herausforderung bedeuten und der eingeschliffenen Monotonie Einhalt gebieten. Dazu wäre aber eine Ermunterung zu neuer Offenheit nötig. Manche Frauen sind dann sehr überrascht, wie neugierig ihre Partner auf ihre Wünsche sind und gleichzeitig auch mutiger werden, eigene zu formulieren (Clement, 2001).

Frauen nutzen erotische Medien

> ### Zum Umgang mit dem G-Spot:
>
> Patientinnen und ihre Partner machen den G-Spot (s. Kapitel 1.7.2) manchmal zum Thema. Dass er auch wissenschaftlich diskutiert wird, obwohl es kaum exakte Belege für dessen Existenz gibt, mag auch Ausdruck einer sexualwissenschaftlichen Orientierung an der Gleichartigkeit

der Geschlechter sein. Weibliche Reaktionen werden damit in ein männliches Schema gepresst und verhindern die Akzeptanz von einer eigenen weiblichen sexuellen Erlebnisfähigkeit. Auch mag sich hier die Suche nach Beweisen für den vaginalen Orgasmus verdeutlichen, der durch das männliche Glied ausgelöst werden kann. Mag es ihn geben oder nicht, Frauen sind in der Regel nicht begeistert von männlichen Partnern, die sich auf die Suche nach einem heilversprechenden Punkt begeben, anstatt hinzuhorchen, was die Frau selber will.

Überflüssige Suche nach G-Spot

4.2 Beratung bei Erkrankungen und deren Behandlungsfolgen

Sexualität nicht im Vordergrund, angesprochen wird sie immer

Schwere Allgemeinerkrankungen haben in der Regel Auswirkungen auch auf die sexuelle Appetenz. Bei Beunruhigungen dadurch kann auf den vorübergehenden Charakter des Problems verwiesen werden.

Zu beachten sind bei den Frauen und deren Partnern:
– Plötzlich auftretende Erkrankungen mit bleibenden Schäden sind besonders schwer zu verkraften, insbesondere dann, wenn sie die weibliche Identität betreffen, z. B. Unfälle mit gynäkologischen Schäden oder Querschnittslähmungen.
– Junge Frauen sind besonders stark belastet, erst recht wenn auch die Fertilität in Frage gestellt ist, ältere Frauen können sich besser auf sexuell auftretende Probleme einstellen.
– Die Erweiterung des sexuellen Repertoires, neue Praktiken und veränderte Einstellungen (auch beim Partner) können sexuelle Einschränkungen kompensieren.
– Besondere meist irrationale Ängste bestehen bei Frauen darin, dass durch Sex oder die Anstrengung ein Krankheitsschub mit vermehrten Schmerzen ausgelöst werden oder der Partner sich bei ihr anstecken könnte,
– die gleichen Ängste können beim Partner vorhanden sein.
– Befürchtungen im Hinblick auf einen Attraktivitätsverlust können im Paargespräch von der Frau auf ihren Wahrheitsgehalt überprüft werden. Irrationale Ängste werden reduziert oder das offene Eingestehen des Partners eines tatsächlichen Attraktivitätsverlusts wird der Bearbeitung oder Bewältigung zugänglicher.

Optimistische Berater und Beraterinnen stärken die Patientin

Für die Berater und Beraterinnen:
– Sexuelle Probleme stehen meist nicht im Vordergrund bei akuten oder chronischen Erkrankungen; sexuelle Probleme sollen angesprochen werden, die Frauen sollten aber nicht damit bedrängt werden.
– Partner sind bei Folgen einer Erkrankung immer mit einzubeziehen,

78

wenn die Frau dies möchte oder davon zu überzeugen ist; Partner sind in der Regel auch motiviert zu kommen.

– Wenn Frauen Sexualität nicht mehr als bedeutsam ansehen und die Partner dies akzeptieren können, sollten auch die Berater und Beraterinnen dies tun. Eine Vermeidung der Auseinandersetzung mit der sexuellen Problematik dient auch manchmal der Bewältigung der Grunderkrankung.

– Die Erklärung des Zusammenhangs zwischen innerer Einstellung und der Entwicklung von sexuellen Erlebnissen und die Betonung der Bedeutung von körperlicher Nähe für die Frau und die Partnerschaft stärkt den Optimismus und macht Hoffnung.

– Genaues Erfragen der früheren Sexualität und dessen, was früher auch körperlich angenehm war und Spaß gemacht hat, lohnt sich zur Erhöhung der sexuellen Flexibilität.

– Technische Hilfen (Kissen zur Abstützung gegen Schmerzen, Vibratoren, der Einsatz von Medien usw.) sollten konkret diskutiert werden.

4.2.1 Körperliche Erkrankungen

Krankheit und sexuelle Lust schließen sich nicht aus. Sexuelle Aktivitäten können umgekehrt der Kranken, wenn sie sich körperlich dazu in der Lage sieht, die Möglichkeit einer besseren Verarbeitung der Krankheit bieten.

4.2.1.1 Chronische Erkrankungen

Wegen der Herabsetzung des Allgemeinbefindens mit einhergehender Lustlosigkeit, Müdigkeit und Erschöpfung kann fast jede Erkrankung einen Einfluss auf sexuelle Funktionen haben. Hier sollen nur einige kurz besprochen werden, die Frauen in ihrer Sexualität besonders beeinträchtigen können.

Lustlosigkeit, Müdigkeit und Erschöpfung

Diabetes Mellitus: Beim Diabetes Mellitus (Typ II) sind ca. ein Viertel der Frauen von sexuellen Funktionsstörungen in Abhängigkeit vom Schweregrad und dem Verlauf betroffen (Jensen, 1986; Kolodny, 1971; Sigusch, 2001c). So wird von verringertem sexuellem Verlangen bei Frauen berichtet. Störungen können in sämtlichen Phasen des Reaktionszyklus auftreten und sind bei guter Compliance in Bezug auf die medikamentöse und diätetische Behandlung teilweise reversibel. Akute Komplikationen wie Harnwegsinfektionen und vaginale Infektionen veranlassen ebenso sexuelle Beschwerden, die aber nach dem Abklingen wieder verschwinden können. Die im Zusammenhang mit dem Diabetes bedeutsamen Neuropathien beeinträchtigen darüber hinaus die Empfindungsfähigkeit von Haut, Schleimhäuten und der Genitalregion; manchen Frauen hilft intensiveres Streicheln oder Stimulieren.

Tabelle 9:
Körperliche Erkrankungen und sexuelle Beeinträchtigungen bei Frauen

	Krankheit	sexuelle Störung	vermutete Genese
Chronische Erkrankung	Diabetes mellitus	Inappetenz, herabgesetzte genitale Sensibilität (reversibel)	Gefäßstörungen im genitalen Bereich
	Niereninsuffizienz	Appetenzminderung, Orgasmusstörung (reversibel nach Transplantat)	vermutlich psychisch
	Herz-Kreislauferkrankungen	Inappetenz, Orgasmusstörung	vermutlich psychisch
	Gelenkerkrankungen	Inappetenz, Orgasmusstörung	Schmerzvermeidung
Genitale Traumata	gynäkologische Erkrankungen, Schädigungen und Operationen (Hysterektomien usw.)	Inappetenz, Orgasmusstörungen	vermutlich mehr psychisch als durch Schädigung der Nerven – je nach operativer Methode
Behandlungsfolgen bei Krebs	Chemo-, Strahlen- und Hormontherapie	Appetenzminderung, Erregungsstörung, Orgasmusstörung (reversibel)	Gefäßstörungen
Beeinträchtigung des Körperbildes	operative Behandlungsfolgen z. B. nach Brustkrebs, Stomaanlage	Appetenzstörungen, Erregungsstörungen, Orgasmusstörungen	psychisch bedingt
Neurologische Traumata und Erkrankungen	Peripheres Nervensystem, Multiple Sklerose, Polyneuropathien, Rückenmarksschädigungen	Inappetenz, Orgasmusstörung	Störungen der neuronalen Versorgung und spinaler Zentren
	Zentrales Nervensystem, Schädel-Hirn-Traumata	Appetenzminderung	vermutlich psychisch oder limbisches System

Niereninsuffizienz: Bei schwerer Niereninsuffizienz und Dialyse über einen längeren Zeitraum hinweg leiden ca. die Hälfte der Frauen unter mangelnder Appetenz, oder sie haben zum Teil ihre Orgasmusfähigkeit verloren (Beutel, 1988). Die Hormonproduktion und der Stoffwechsel ist häufig gestört und das Allgemeinbefinden stark herabgesetzt. Neben diesen Erklärungsansätzen kommt aber auch einem anderen Aspekt besondere Bedeutung zu. So bedeutet die Dialyse einen hohen Aufwand an Zeit, der einer beruflichen Tätigkeit und dem für die meisten Frauen realen Anspruch der Versorgung von Familie und Haushalt entgegensteht. Eine Bedingungsanalyse der Belastungen (Haushalt, Kinder, u.U. noch Berufstätigkeit) zusätzlich zum Aufwand einer Dialyse mag zu einer Reduktion von Entlastungen führen und angenehme entspannende Tätigkeiten in den Vordergrund rücken.

Über das sexuelle Erleben und den Verlauf sexueller Störungen nach einer Nierentransplantation ist für Frauen meines Wissens nichts bekannt. Denkbar wäre aber eine positive Entwicklung wegen der damit einhergehenden Verbesserung des Stoffwechsels und des subjektiven Befindens. Allerdings müsste man auch mit sexuellen Ängsten in Bezug auf das Transplantat bei sexuellen Aktivitäten und diesbezüglichen Sorgen des Partners rechnen. Nierentransplantationen erweitern den Radius von Handlungsmöglichkeiten. Mehr Zeit und das Gefühl einer Normalisierung verhelfen der Frau zu mehr Selbstsicherheit, die auch sexuelle Probleme reduzieren kann. Vorhandene Ängste das Transplantat betreffend sind unbegründet, wenn die Vernarbung abgeschlossen ist und nicht sehr ungewöhnliche bzw. grobe Sexualpraktiken bevorzugt werden.

Koronare Herzerkrankungen: Koronare Herzerkrankungen treten besonders häufig im mittleren Alter auf und sind neben Karzinomen in unseren Gesellschaften die häufigste Erkrankung mit Todesfolge. Neuere geschlechtsdifferenzierende Studien betonen den in etwa gleich hohen Anteil von erkrankten Frauen gegenüber Männern (Mittag & Horres-Sieben, 2001). Klinisch zeigt sich, dass Frauen ähnliche Befürchtungen haben wie sie Männer angeben. Sie schränken aus Angst vor einem erneuten Infarkt ihre sexuellen Aktivitäten ein oder verhalten sich passiver als vorher. Dies mag dann zu einer Inappetenz führen, da sie ihr gewohntes Verhalten vermeiden und damit nicht zu gewünschter Erregung oder dem Orgasmus kommen.

Beachte: Koronare Erkrankungen haben nur einen geringen somatischen Einfluss auf sexuelle Funktionen, auch bei eingeschränkter Herztätigkeit scheint die für die sexuellen Funktionen benötigte Blutzufuhr nicht beeinträchtigt zu sein. Die im Zusammenhang mit Herzerkrankungen insbesondere nach einem Infarkt empfundenen sexuellen Probleme sind in der Regel denn auch durch Ängste um die Gesundheit, vor einem erneuten Infarkt oder durch Ängste eines Partners mitbedingt.

Es ist wichtig zu wissen, dass Frauen auch aktiven, fordernden und wilden Sex selbst inszenieren und Sex nicht nur erdulden wollen, um Befürchtungen von Frauen verstehen zu können. Erregung, aktive Bewegungen und Orgasmus sind vergleichbar sonstigen Tätigkeiten von Frauen wie Treppensteigen, Tütentragen, Staubsaugen und können auf dem Fahrradergometer zusätzlich überprüft werden.

Gelenkerkrankungen: Die mit der Gelenkerkrankung einhergehenden Schmerzen mit zunehmender Unbeweglichkeit beeinflusst das Körpererleben. Die Frauen fühlen sich hässlich und trauen sich sexuelle Aktivitäten nicht zu. Die Einschränkung der Beweglichkeit und die Schmerzen behindert darüber hinaus die für manche Frauen wichtige Anspannung von Muskelgruppen, um einen Orgasmus zu erreichen. Das macht sie mutlos und sie verzichten auf Sexualität.

Studien an Frauen fehlen weitgehend

4.2.1.2 Traumata

Beachte: Operationen und andere Traumata können einen direkten und indirekten Einfluss auf die Entwicklung sexueller Störungen haben. Direkte Einflüsse bestehen z. B. in der Verletzung der Genitalorgane oder der Verletzung von Gefäßen und Nerven, die für die sexuelle Funktion wichtig sind. Ein indirekter Einfluss besteht darin, dass die weibliche Identität und das Selbstbewusstsein der Frau negativ betroffen ist. Ängste und Erwartungen auch in Bezug auf ihren Partner und dessen Akzeptanz der Beeinträchtigungen können entstehen. Wenn Frauen die Sexualität länger vermeiden, beteiligen sich deren Partner unter dem Eindruck der Schwere des Traumas oft an der Vermeidung.

Lust nicht immer eingeschränkt

Traumata des Rückenmarks: Die Schädigung des Rückenmarks kann zu einem vollständigen Verlust der sexuellen Funktionen führen. Bei der Schädigung des Rückenmarks ist nicht immer auch das Lusterleben eingeschränkt. Die Lokalisation der Schädigung bestimmt das Ausmaß der sexuellen Störungen. Realisiert wird dieser Verlust häufig erst nach rehabilitativen Maßnahmen. Die Furcht, keine Kinder zu bekommen, kann Frauen in der Regel genommen werden. Das Lusterleben ist zwar eingeschränkt, Lubrikation ist aber häufig möglich. Frauen beschreiben sogar Erregungs- und Orgasmusgefühle bei Stimulation von Bereichen oberhalb der Lähmung. Manche Frauen meinen sogar beim Koitus etwas zu spüren. Solche Informationen stärken die Experimentierfreudigkeit der Frau und auch ihres Partners. Frauen ohne Partner haben Ängste, keinen Partner zu finden. Die Abhängigkeit von der Stimulation lässt sie darüber hinaus Formen der Selbstbefriedigung nicht für möglich halten. Im alltäglichen Verständnis sind die Versuche, angenehme körperliche Sensationen hervorzurufen wohl nicht wirkliche Selbstbefriedigungen, sie reichen von verbliebenen Bewegungen bis zur Nutzung von maschinellen Geräten. Dies kann der Frau ein Gefühl von Genuss und von körperlicher Ganzheit verschaffen.

Ein besonderes Problem kann dadurch entstehen, dass die Frauen froh sind, wenigstens den Koitus erfahren zu können und deshalb andere Formen erst gar nicht versuchen. Auf einen Koitus kann auch verzichtet werden, wenn andere Formen subjektiv befriedigender sind und der Partner einverstanden ist. Bei sexueller Betätigung ist in jedem Fall darauf zu achten, Druckstellen zu vermeiden.

Druckstellen vermeiden

Genitale Traumata und Operationen: Genitale Traumata, ob durch Unfälle oder Operationen (z. B. Hysterektomien bei Karzinomen) oder Bestrahlungen, können somatische Funktionsbeeinträchtigungen wie Atrophien, Verkürzungen der Vagina, Vernarbungen, mangelnde Lubrikation und Veränderungen der subjektiven körperlichen Sensitivität zur Folge haben, die die sexuelle Funktion beeinträchtigen. Davon ist sowohl das sexuelle Verlangen als auch die Durchführung sexueller Praktiken betroffen (Hertoft, 1989).

Operationen sollten in Anbetracht der neuronalen Bedingungen für die sexuellen Funktionen möglichst schonend sein. Nachfolgende Schmerzen und die Angst davor können bei der Frau zu einem Vermeidungsverhalten führen, das die Experimentierfreudigkeit einschränkt und auch verhindert zu erkennen, was noch möglich ist. Eine enge Zusammenarbeit mit dem Gynäkologen oder der Gynäkologin kann Aufschluss über operative Möglichkeiten oder Hilfsmittel wie Heilsalben zur Verbesserung des Status geben.

Keinesfalls sind Empfehlungen sinnvoll, dass eine Frau sechs Wochen nach einer Operation z. B. den Koitus wiederaufnehmen und Schmerzen dabei überwinden solle. Sie sollte vielmehr autonom, ohne Interaktion mit dem Partner, versuchen, Schmerzgrenzen ihrer Vagina auszuloten und sich Hilfsmittel dafür zu besorgen.

Schmerzüberwindung ohne Partner!

Krebs, Strahlen-, Chemo- und Hormontherapie: Karzinome und deren Behandlungen (Operationen, chemische Behandlung, Bestrahlung, Hormontherapie) haben teilweise vorübergehende Folgen für die sexuelle Funktion. Nach Chemotherapien werden verminderte Appetenz, mangelnde vaginale Lubrikation, Dyspareunien und mangelnde sexuelle Befriedigung beschrieben (Zettl & Hartlapp, 1997). Diese Störungen gehen nach Abschluss der Behandlung wieder zurück. Ein rechtzeitiger Hinweis darauf beruhigt die Frauen und deren Partner.

Bei der Strahlentherapie kommt es zu lokalen Auswirkungen, die von Veränderungen an der Haut, über Gefäßveränderungen bis hin zu Vernarbungen und Verdünnungen des Gewebes reichen. Diese Veränderungen sind mit Schmerzen und unangenehmen Gefühlen bei sexuellen Stimulierungen verbunden, können aber mit Salben, Cremes und Sitzbädern positiv beeinflusst werden. Zur vorsichtigen Überwindung von Schmerzen in der Vagina kön-

Salben, Cremes, Sitzbäder

nen Hegarstifte (Hilfsinstrument zur gynäkologischen Untersuchung) von der Frau selbst benutzt werden, um ihre Schmerzgrenzen feststellen zu können und diesen schrittweise zu begegnen.

Die Hormontherapien haben den Effekt eines bei jüngeren Frauen vorgezogenen und schnell verlaufenden Klimakteriums mit – durchaus nicht immer – begleitenden Schweißausbrüchen, Schlafstörungen und verringertem sexuellem Verlangen. Eine trockene Scheide beeinträchtigt darüber hinaus das sexuelle Empfinden und die bisherigen sexuellen Gewohnheiten. Dabei ist nicht zu entscheiden, ob das sexuelle Verlangen auch deshalb nachlässt, weil unangenehme Empfindungen zu einer Vermeidung führen und physiologische Prozesse zu Beeinträchtigungen führen, oder ob auch die Konfrontation mit der Infertilität beeinträchtigend wirkt. Eigene klinische Beobachtungen zeigen, dass sich bei Frauen, die ein eher optimistisches Gesundheits- und Krankheitsverständnis haben, besonders über die Nutzung von sexuellen Phantasien und Selbstbefriedigungstechniken, das Verlangen wieder einstellte.

Optimismus, Selbstbefriedigungstechniken und sexuelle Phantasien

Zentrale Ängste vor Schmerzen und Attraktivitätsverlust

Das Körperbild beeinträchtigende medizinische Eingriffe: Eine Brustamputation, ein künstlicher Darmausgang oder Harnableitungen haben kaum direkten Einfluss auf die sexuellen Funktionen. Solche massiven Veränderungen des Körperbildes wirken sich aber je nach Stellenwert der Attraktivität auf das Selbstbewusstsein und die weibliche Identität aus. Die bei einer Brustamputation, einem künstlichen Darmausgang oder Harnableitungen entstehenden Ängste im Hinblick auf die Akzeptanz solcher Veränderungen durch den Partner (z.B. Ekel) sowie Ängste vor Schmerzen bei Berührungen lassen sich dadurch reduzieren, dass zunächst auf andere Weise körperliche Nähe und sexuelle Lust gemeinsam gesucht werden. Zärtlichkeit und Nähe könnte dann auch helfen, solche körperlichen Verluste wieder in die eigene Identität zu integrieren.

Bei der Anlage eines Stomas (künstlicher Darmausgang) werden eher selten genital-physiologische Behinderungen der Sexualität beschrieben, das Erlernen einer Akzeptanz des eigenen Körpers und die bei Sexualität gleichzeitig ins Auge fallende und zu hörende Darmentleerung bedeutet aber subjektiv eine starke Herausforderung (Hertoft, 1989).

Stoffwechselerkrankungen und Multiple Sklerose: Bei einer Reihe von Erkrankungen, bei denen die Schleimhäute befallen oder erkrankt sind, ist gleichzeitig auch oft die Genitalhaut betroffen. Bei chronischen Erkrankungen z.B. Stoffwechselerkrankungen oder Multipler Sklerose treten deshalb sexuelle Probleme auf, die mit den Frauen auch besprochen werden.

Beachte: Eine verstärkte Nutzung von sexuellen Phantasien, eine variantenreiche Selbstbefriedigung und Petting sowie der Gebrauch von vaginalen Cremes und Salben führt oft zur Wiederherstellung von sexueller Appetenz und Lubrikation.

4.2.2 Psychische Erkrankungen, Alkohol und Drogen

Depressionen: Neben kognitiven und emotionalen Veränderungen ist ein Leitsymptom der Depression die Verringerung der Appetenz. Bei Anzeichen, dass eine Depression die sexuelle Problematik erklären könnte, sollte eine psychiatrisch-fachärztliche Abklärung erfolgen.

Psychiatrische Abklärung

> **Beachte:** Die Depression ist zu behandeln, nicht die sexuelle Störung! Auch wenn deutlich ist, dass vor Auftreten der Depression eine sexuelle Störung bestanden hat, wird diese nicht problematisiert, sondern nur eine Beratung im Anschluss an die Behandlung der Depression angeboten. Eine sexuelle Problematik allein löst keine Depression aus, kann sie aber begleiten und mit anderen Faktoren den Zusammenhang bedingen (s. a. Kap. 2.2).

Psychosen: Akute Psychosen können u.a. auch durch intensive sexuelle Erlebnisse ausgelöst werden. Die Bereitschaft, sexuelle intensive Erfahrungen machen zu wollen, ist nicht nur durch das sexuelle Interesse bestimmt, sondern auch durch die Intention, menschliche Nähe zu erfahren und sich zu spüren; Frauen machen dann die Erfahrung, sich dabei zu überfordern. Bei der Beratung ist große Zurückhaltung geboten und ein Gespräch darüber nicht zu forcieren.

Sexualität nicht forcieren

> **Beachte:** Die Behandlung der Grunderkrankung steht im Vordergrund und deshalb sollte gerade ein vorsichtiger Umgang mit Sexualität angestrebt werden. Wichtig ist, dass der Partner besonders in akuten Phasen der Erkrankung einer vielleicht vorhandenen sexuellen Ansprechbarkeit der Frau zurückhaltend begegnet und die Frau nicht überfordert.

Die durch die medikamentöse Therapie häufig entwickelten Gewichtsveränderungen können der Frau sehr zu schaffen machen, da sie befürchtet, nicht mehr attraktiv zu sein. Sie und auch ihr Partner sollten darauf vorbereitet sein und ihnen deutlich gemacht werden, dass die Schwere der Erkrankung die Medikamenteneinnahme mit einer Gewichtszunahme rechtfertigt.

Belastende Gewichtsveränderungen

Alkoholismus und Drogenabhängigkeit: Frauen, die *alkoholabhängig* sind, kommen selten zur Beratung wegen ihrer sexuellen Probleme. Erst nach einem Entzug steht manchmal für sie die Verarbeitung von sexuellen Interaktionen im Vordergrund, die sie für sich nicht akzeptieren können. Therapeutinnen oder Therapeuten, die die Frauen in der Entwöhnungsphase betreuen, sollten Sexualität bereits hier ansprechen und den positiven Aspekt einer Alkoholabstinenz auch im Hinblick auf längerfristige sexuelle Zufriedenheit betonen; in der Anschlussbehandlung geht es dann um das Erlernen von Nein-Sagen, der Selbstsicherheit sowie der Akzeptanz des eigenen Körpers.

Ablehnung von unerwünschter Sexualität lernen

Auch bei *drogensüchtigen* Frauen werden die sexuellen Probleme erst im Verlauf einer längeren Therapie deutlicher. Die im Zusammenhang mit der Drogensucht häufig durchgemachte Prostitution oder das Mitmachen von ihnen eigentlich fremden sexuellen Aktivitäten erfordert eine frühzeitige Bearbeitung von Scham oder Ekelgefühlen.

5 Therapie sexueller Störungen von Frauen

Sexualtherapie ist Psychotherapie

Die weitgehende Vernachlässigung von sexuellen Störungen und ihrer Behandlung, die mangelhafte Versorgung und Verankerung der Sexualwissenschaften und Sexualtherapie in der medizinischen und psychotherapeutischen Aus- und Weiterbildung hat zu dem Aufbau von sexualwissenschaftlichen Abteilungen und Ambulanzen geführt. Diese Spezialisierungstendenz geht gegen das eigentliche Bestreben, Sexualität als einen wichtigen Aspekt der Lebenszufriedenheit in jede Behandlung zu integrieren und nicht auszulagern. Mit der Benennung dieser Institutionen in „Sexualambulanzen" mag auch ein Denken unterstützt werden, Sexualität sei abzuspalten. Dies kommt auch darin zum Ausdruck, dass oftmals Patientinnen nach einer Psychotherapie (psychoanalytische sowie verhaltenstherapeutische) in die Ambulanzen geschickt werden, um dort das sexuelle Problem zu bearbeiten.

> Eine Sexualberatung oder -therapie ist aber immer auch eine Psychotherapie, da sie gerade die verschiedenen Verursachungen und die Einbettung des Problems in den Gesamtlebenszusammenhang versucht zu berücksichtigen und keine technischen Manipulationen irgendwelcher Art vornimmt, die die sexuelle Funktion wiederherstellen soll, besonders nicht bei Frauen.

Für Patientinnen ist es immer noch ausgesprochen erleichternd, sich an der Bezeichnung „Sexualtherapie" oder „Sexualberatung" zu orientieren. Dort wissen sie, dass sie an der richtigen Stelle sind und sie können mit der Kompetenz, mit diesen Problemen auch umzugehen, rechnen. Deshalb sind Spezialambulanzen für Sexualberatung und -therapie weiterhin wichtig und richtig!

5.1 Entwicklung der Sexualtherapie

Seit Beginn des 20. Jahrhunderts wurden bereits Versuche unternommen, weibliche Sexualstörungen zu behandeln. Die Psychoanalyse hatte allenfalls am Rande sexuelle Probleme von Frauen behandelt, trat sie doch mit einem Verständnis an, dass sexuelle Probleme durch neurotische Konflikte verursacht werden. In den 50er Jahren dann behandelte Wolpe (1958) und auch später Lazarus (1963) sexuelle Störungen mit der systematischen Desensibilisierung. Dem entsprach ein Verständnis von sexueller Störung als sexueller Angst. Mit der Kombination von Entspannungsverfahren wurde versucht, schrittweise in vivo und in sensu die Angst zu reduzieren – eine Methode, die den heute gängigen Verfahren doch ähnelt. Als sehr effektiv erwies sich das Übungsprogramm für Paare mit sexuellen Funktionsstörungen von Masters und Johnson (1973), das von einem Verständnis der Beteiligung des Paares an der sexuellen Störung ausging und das Paar gemeinsam behandelte. Dieses Programm war die Grundlage für Variationen und Integrationen anderer Therapieelemente. So entwickelten LoPiccolo und LoPiccolo (1978) weitere verhaltenstherapeutische Elemente und Kaplan (1983) integrierte ein psychodynamisches und partnerdynamisches Verständnis der Störungen. Das vom Hamburger Institut für Sexualforschung adaptierte Programm integrierte verhaltenstherapeutische Techniken, ein psychodynamisches Verständnis unter Einbezug von Partnerkonflikten, die die Störung mitbedingen und wies deren erfolgreiche Anwendung nach (Arentewicz & Schmidt, 1993). Zusätzliche Variationen betreffen kommunikative Elemente, Phantasie- und Selbstsicherheitsübungen. Das Hamburger Programm ist zwar für heterosexuelle Paare entwickelt worden, ist aber genauso zur Behandlung von lesbischen Paaren geeignet.

Nicht zuletzt hat die Auseinandersetzung mit männlicher Dominanz oder sexueller Gewalt im gesellschaftlichen Diskurs zur Entwicklung von Therapien nur für Frauen als Einzel- oder Gruppentherapie geführt. Hauptsächlich für Frauen mit primären Orgasmusstörungen wurde von Barbach (1974) über erfolgreiche Gruppentherapien mit Frauen berichtet (s. a. Leiblum & Ersner-Hershfeld, 1977).

Psychopharmaka zur Behandlung von sexuellen Störungen bei Frauen werden bis heute eingesetzt, um damit verbundene Ängste zu reduzieren (Hertoft, 1989; Kaplan, 2000). Der Erfolg von Viagra bei Männern und die neue „Lustlosigkeit" auch bei Frauen könnte zu dem Versuch der Pharmaindustrie führen, vergleichbare Mittel für Frauen anzubieten. Es bleibt zu hoffen, dass Frauen, behandelnde Ärztinnen und Ärzte sich nicht auf die Weise instrumentalisieren lassen und dieser Entwicklung kritisch begegnen (Bancroft, 2000).

Systematische Desensibilisierung von Sexualängsten

Übungsprogramm von Masters und Johnson

Integration von psychodynamischem Verständnis

Einzel- und Gruppentherapien für Frauen

Medikamentöse Behandlung

5.2 Paartherapie sexueller Störungen

5.2.1 Prinzipien der Paartherapie

Die Paartherapie ist indiziert bei Erregungsstörungen, Orgasmusstörungen, Dyspareunie und Vaginismus bei der Frau (siehe auch die Karte „Paartherapie bei sexuellen Funktionsstörungen der Frau" im Anhang des Buches). Für die Therapie eines Vaginismus werden zusätzliche Maßnahmen durchgeführt (s. Kapitel 5.2.5.1). Appetenzstörungen und sexuelle Aversionen können in Abhängigkeit von der Verhaltensanalyse ebenfalls mit modifiziertem Programm behandelt werden (s. Kapitel 5.2.4.3). Eine Frau, die einen schweren sexuellen oder körperlichen Missbrauch erlebt hat, der die sexuelle Störung wahrscheinlich ausgelöst hat, sollte einer (Verhaltens-)Therapie zugeführt werden, die sich mit diesen Problemen befasst (Gromus, 1998).

Voraussetzungen für eine Paartherapie
– Die Frau und ihr Partner möchten die Partnerschaft beibehalten.
– Es liegt keine nur organisch bedingte sexuelle Störung vor.
– Es sollten keine anderen, schwer belastenden Lebensereignisse vor kurzem stattgefunden haben.
– Es sollten keine anderen sexuellen Beziehungen momentan bestehen.
– Andere Psychotherapien finden nicht zur gleichen Zeit statt.
– Das Paar muss gemeinsame Zeit für die Therapie und Übungen haben.
– Es muss für einen warmen(!) und ungestörten Raum gesorgt sein.
– Die Empfängnisverhütung muss gewährleistet sein (eine für beide akzeptable Methode).

Sexuelle Interaktion neu lernen

Das Prinzip der kleinen Schritte: Die Paartherapie besteht darin, über Übungen, die das Paar zu Hause durchführen soll, in kleinen abgestuften Schritten zu versuchen, eine bisher ritualisierte Umgangsweise oder Vermeidungen abzulegen und Zärtlichkeit, Nähe und sexuelle Interaktionen „neu" zu lernen. Dabei werden sie auch mit eigenen Ängsten und Blockierungen im Rahmen der Sexualität konfrontiert, die sie in der Therapie genauer untersuchen können.

Differenzierung von Empfindungen und gegenseitiger Austausch

Übung, Erfahrung und Einsicht: Therapeuten und Therapeutinnen geben Übungen vor; in ihrem Vorgehen sind sie teilweise direktiver als die Verhaltenstherapie sich heute versteht. In der Besprechung der Erfahrungen nehmen sie sich dagegen sehr zurück und unterstützen die Frau und ihren Partner bei der Wahrnehmung eigener Empfindungen und dem gegenseitigen Austausch. Übungen, die zu Hause durchgeführt werden sollen, haben primär nicht das Ziel, Erregung hervorzurufen, sondern es soll mit neuen Erfahrungen experimentiert werden, um auch unangenehme Empfindungen aufspüren zu können. Die erfahrungs- und körperorientierten Übungen führen über direkte und konkrete Erfahrungen zu Einsichten in die eigenen Probleme und Zusammenhänge mit der Partnerschaft.

Koitusverbot und Tabuzonen: Zu Beginn der Therapie wird ein Koitusverbot ausgesprochen. Dies lässt sich aus den Schilderungen der Frau und ihres Partners häufig auch sehr gut begründen: Es soll die Frau von Ängsten entlasten, dass Sexualität erzwungen werden könnte oder sie, um sich nicht schuldig zu fühlen, sexuell nur passiv mitmacht. Darüber hinaus ist für eine Zeitlang auch Petting oder gegenseitige Masturbation und das Berühren von Brüsten, Genitalien oder auch Po nicht erlaubt. Außerhalb der Übungen gelten die gleichen Regeln in Bezug auf Berührungen wie während der Übung. Manche Paare verstehen das Koitusverbot wie eine paradoxe Aufforderung, übertreten diese Regel und kommen strahlend zur Therapie, weil sie beide Spaß daran gehabt hätten, manchmal zum ersten Mal seit Jahren. Dieser „Verstoß" kann einerseits als Bündnis gegen die Therapeuten und Therapeutinnen verstanden, andererseits aber auch als gute Erfahrung verbucht werden. Die Aufarbeitung erbringt dann aber sehr schnell, wie sehr sich dann die Frau für das nächste Mal unter Druck fühlt, genauso wieder zu funktionieren, so dass daraufhin die Regel sogar besser eingehalten wird.

Schutz für die Frau

Flexibler Umgang mit Übungen: Alle vorgeschlagenen Übungen können unangenehme Gefühle, Ängste oder eine Sensibilisierung der eigenen Grenzen hervorrufen. Dann sollte die Frau (oder der Mann) die Übung ändern, neue Grenzen setzen und die Übung lieber abbrechen. Solche Erfahrungen werden in der Therapie besprochen.

Sensibilisierung für neue Grenzen

Einbettung anderer Probleme in die Sexualtherapie: Bei einer Verhaltensanalyse der sexuellen Problematik werden in die Therapieplanung andere beeinträchtigende Aspekte miteinbezogen. Partnerschaftskonflikte, Überlastungsgefühle oder die Persönlichkeit der Frau (oder die des Mannes) betreffende Probleme wie Selbstunsicherheit können in die Struktur der Therapie integriert und in Zwischenschritten bearbeitet werden. Oft auch werden sie erst im Verlauf der Übungen deutlicher und der Bearbeitung zugänglich. Es kann auch nötig sein, bei besonderen Problemen der Frau Einzelsitzungen vorzuschlagen. Dann aber sollten diese auch für den Partner angeboten werden, um die Rollen innerhalb der Partnerschaft nicht noch zu verstärken.

Andere Probleme erfordern Zwischenschritte

Integration in den Alltag und Rückfallprophylaxe: Das Paar sollte bei Abschluss der Therapie mit seiner Verschiedenheit von Wünschen, ihrem Erleben und biographischen Erfahrungen zurechtkommen. Es sollte sexuelle Erregung ohne Leistungsdruck herstellen und wieder verschwinden lassen können und gelernt haben, mit Ablehnung und Zurückweisung fertig zu werden. Streichelübungen sollten eine Methode für sie geworden sein, sich den Leistungsdruck und die Orientierung an genitalem Sex zu nehmen. Ihnen sollte bewusst sein, dass Sexualität durch mehrere Faktoren gestört werden kann, die sich im Lebensverlauf immer wieder ändern können. Ihre subjektiven Bedingungen für zufriedenstellenden Sex sollten sie kennen.

Subjektive Bedingungen für angenehmen Sex

5.2.2 Vorgehen bei Paartherapie

Da für die jeweilige Störung der Frau das Paarprogramm in der Grundstruktur gleich bleibt, werden zunächst das Sensate Focus Programm dargestellt und anschließend Besonderheiten für die einzelnen Störungen vorgestellt. Das Sensate Focus ist ein Sensualitätstraining (Streichelübungen), das eine neue Grundlage für die sexuelle Interaktion herstellen soll, ohne dass eine u. U. bestehende Furcht vor dem Koitus das Erleben beeinträchtigt.

Beginn: Nach einem ersten gemeinsamen Gespräch und den darauf folgenden Einzelgesprächen mit der Frau sowie mit ihrem Partner, sollten die Informationen und erste Hypothesen zur Auslösung und zu den aufrechterhaltenden Bedingungen gemeinsam mit dem Paar besprochen werden und die Indikation und Motivation des Paares zu einer Paartherapie geklärt sein. Es werden individuelle Therapiepläne erstellt, um zusätzliche Defizite ausgleichen zu können. So kann z. B. eine Kommunikationstherapie vor der Sexualtherapie durchgeführt werden. Individuelle Themen können in Zwischenschritten bearbeitet werden. Krisen oder Widerstände haben häufig ihre Ursache in Partnerkonflikten, die offen gelegt werden sollten. Meistens kann, ohne sie ganz zu lösen, durch das gegenseitige größere Verständnis relativ schnell zu den Übungen zurückgekehrt werden.

Hausaufgaben *Streichelübungen:* Die Streichelübungen werden als Hausaufgabe genau erklärt. Dabei soll sich das Paar bis zum nächsten Termin jeweils zweimal für ca. eine Dreiviertelstunde verabreden und abwechselnd den Körper des oder der anderen aktiv streicheln, während der oder die andere sich passiv streicheln lässt. Diese Trennung ist notwendig, damit die Frau und der Mann Empfindungen wahrnehmen können, die beim gegenseitigen Streicheln verloren gehen. So kann der Mann wahrnehmen, wie es ist, nicht aktiv sein zu müssen und die Frau empfindet manchmal zum ersten Mal Kontrolle, indem sie aktiv ist. Brüste und Genitalien werden nicht berührt, sonst aber soll der ganze Körper gestreichelt werden. Das Ziel ist dabei, herauszufinden, was angenehm und was unangenehm ist, was also gut tut. Die Zeit des Streichelns soll gerecht verteilt werden und aktives Streicheln nicht mehr als 10 bis 15 Minuten dauern, um Müdigkeit zu vermeiden. Das Prinzip des Programms besteht darin, schrittweise den Schwierigkeitsgrad zu erhöhen, wenn beide, die Frau und der Mann, die abgesprochene Übung mehrere Male als angenehm und ohne Angst erleben können.

Gefühle und Gedanken: Es wird dem Paar vermittelt, dass alle Gefühle und Gedanken, die bei der Durchführung entstehen, wichtig sind. Frauen glauben häufig, dass sie aggressive, ärgerliche oder auch traurige Gedanken nicht haben dürften, gerade dann, wenn der Partner versucht, sich auf sie einzustellen. Sie fühlen sich schuldig, wenn sie sich nicht auf angenehme Gefühle einstellen können. Die Frauen müssen wissen, dass die Registrierung und Offenlegung gerade dieser Gedanken und Gefühle zum Fortgang

90

der Therapie mitentscheidend sein können. Probleme bei den Übungen gehören in die Therapie.

Überleitung zu neuen Übungen: Zur nächsten Übung wird erst dann übergeleitet, wenn beide ohne Angst oder andere unangenehmen Gefühle die Übung erlebt haben. Dabei sollte dies auch 2- bis 3-mal ausprobiert werden. Das Prinzip des Programms besteht auch darin, schrittweise den Schwierigkeitsgrad zu erhöhen.

Schrittweises Vorgehen

Verkleinerung von Handlungsschritten: Das Programm erlaubt individuell die Verkleinerung von Schritten, falls dies die Problematik erfordert. So kann festgelegt werden, dass die Übungen ganz oder auch halb bekleidet begonnen werden. Es könnte auch zur Entwicklung von Selbstsicherheit und Körperbewusstheit wichtig sein, wenn die Frau (und auch ihr Mann) sich vor den eigentlichen gemeinsamen Übungen mit ihrem eigenen Körper vertrauter macht, indem sie sich selber genauer untersucht, auch ihre Genitalien betrachtet und angenehme körperliche Entspannung (Baden, Cremen usw.) sucht. Das zusätzliche Erlernen eines Entspannungsverfahrens hat nicht nur einen positiven Effekt auf die gemeinsamen Übungen, sondern kann auch zur Stressreduktion im Alltag führen; häufig schon dadurch, dass die Frau sich die Zeit dafür nimmt und der Partner dies auch konkret unterstützt.

Ablauf der Paartherapie
– erstes gemeinsames Gespräch zur Problemfindung und Fragebögen; Überweisung an Gynäkologen oder Gynäkologin
– Einzelexplorationen zur Verhaltensanalyse (mit der Frau, mit dem Mann)
– Zweites gemeinsames Gespräch mit folgenden Inhalten:
– Vermittlung und Diskussion von Erklärungsansätzen,
– Therapieplanung,
– Koitusverbot,
– Hausaufgaben Sensate Focus I,
– zeitliche Festsetzung,
– weitere therapeutische Termine möglichst 1 x pro Woche,
– Therapiebeendigung, wenn die Frau sowie der Mann sexuell und partnerschaftlich zufrieden damit sind (nicht unbedingt symptomfrei; z. B. bei Orgasmusstörungen).

Struktur der Paartherapie

Zu vermittelnde Prinzipien für die Übungen
– zeitliche Festlegung: 2 x pro Woche jeweils ca. eine 3/4-Stunde Streichelübungen,
– Trennung von Aktiv- und Passivstreicheln,

- der ganze Körper soll erforscht und mit Streichelarten experimentiert werden,
- das Paar soll sich gegenseitig Rückmeldung geben,
- Rückmeldung kann stimmlich, sprachlich und körperlich erfolgen
- Zurückweisung und positive Rückmeldung soll konkret sein und ohne Vorwürfe („wenn Du dort so stark streichelst, ist mir das unangenehm"),
- leichte unangenehme Gefühle sollen erspürt und später besprochen werden; sie dienen dem therapeutischen Fortschritt,
- bei starken unangenehmen Gefühlen und Angst sollte die Übung nicht fortgesetzt und möglichst darüber gesprochen und verschoben werden,
- neue Instruktionen zum Fortgang erhält das Paar erst, wenn beide die Übung entspannt genießen können,
- außerhalb der Übungen gelten die gleichen Tabuzonen während der Übungen (Mund- und Zungenküsse sind immer erlaubt),
- Erfolgsmeldungen werden nicht erwartet, angenehme und unangenehme Empfindungen sind gleich wichtig; Unangenehmes kann besonders wichtig sein.

5.2.2.1 Sensate Focus und Koitusexperimente

Stufen des Sensate Focus

● *Sensate Focus I : Aktives Streicheln mit Tabuzonen*

Aktives Streicheln und Erkunden des unbekleideten Körpers unter Ausschluss von Genitalien und Brüsten oder zusätzlichen individuellen Tabuzonen. Für eine ungestörte und entspannte Situation, ebenso wie für angenehmes Licht, muss gesorgt sein.

Hilfe zur Entspannung und zum Vertrautwerden sind u.a. gemeinsames Baden oder Eincremen. Masturbation ist nur allein erlaubt, um den Partner oder die Partnerin nicht unter Duck zu setzen.

● *Sensate Focus II : Streicheln mit Genitalien*

Beibehalten des erkundenden Streichelns, erst danach Einbezug der Genitalien und Brüste, ohne sich auf diese zu konzentrieren. Ziel ist keinesfalls sexuelle Erregung. Tritt sie auf, sollte kurz pausiert werden.

Als Vorbereitung auf die nächste Stufe kann es hier sinnvoll sein, die körperliche Selbsterfahrung einzuführen, insbesondere dann, wenn die Frau oder der Mann keine Erfahrung damit haben. Beachte: Zur Behandlung des Vaginismus muss an diesem Punkt die körperliche Selbsterfahrung eingeführt werden (s. Kapitel 5.2.5.1 und Kapitel 5.2.4.1).

- *Sensate Focus III : Erkundendes Streicheln*

Vorherige Übungen werden beibehalten und erst dann Möglichkeiten zur Stimulation visuell, taktil und kommunikativ erkundet, es wird aber nicht bereits versucht zu stimulieren. Bei sexueller Erregung kann masturbiert werden, aber nicht im Beisein des anderen oder der anderen.

Frau und Mann können sich die bei ihrer Selbstbefriedigung durchgeführten Handlungen, ohne zu masturbieren, zeigen und diese übernehmen, aber nur als Kennenlernen der Handlung, nicht zur Stimulation.

- *Sensate Focus IV : Experimentieren mit Lust und Erregung*

Die vorherigen Stufen werden beibehalten, erst dann soll bis zur Erregung stimuliert werden. Tritt Erregung auf, so soll durch beruhigendes Streicheln die Erregung wieder abklingen, um sie anschließend erneut wieder herzustellen. Mit diesem Wechsel kann mehrere Male gespielt werden. Die Erregung kann im Anschluss entweder durch eigene oder gegenseitige Selbstbefriedigung beendet werden.

Eine besondere Sitzstellung ermöglicht ein entspanntes Streicheln, ohne dass die Frau sich beobachtet fühlt: sie sitzt mit dem Rücken in seinem Schoß und schlägt ihre Beine über die vom Mann ausgebreiteten Beine. Der Mann lehnt sich mit dem Rücken bequem nach hinten in Sitzhaltung an. Dadurch kann er beim Sensate Focus das Geschlechtsteil der Frau miteinbeziehen. In dieser Phase sollte Gleitcreme empfohlen werden. Beim Wechsel zum aktiven Streicheln setzt sich die Frau zu Füßen des auf dem Rücken liegenden Mannes. Er hat die Knie aufgestellt und breitet die Beine auseinander, so dass sie beim Sensate Focus die Genitalien einbeziehen und stimulieren kann.

- *V Einführen des Penis; „stille" Vagina*

Stufen koitaler Experimente

Im Anschluss an die vorherigen Phasen hockt sich die Frau auf den auf dem Rücken liegenden Mann und führt den Penis in ihre Vagina. Sie steuert und kontrolliert die Einführung. Beide bewegen sich dann nicht, sondern warten bis die Erregung des Mannes verschwindet.

Der Ablauf kann mehrere Male wiederholt werden. Das Paar sollte sich austauschen, ob sie Lust haben, manuell oder oral sich gegenseitig zu befriedigen, zusammen masturbieren oder die Erregung abklingen lassen.

- *VI Koitales Experimentieren mit Lust und Erregung*

Die Frau experimentiert nach vorherigem Ablauf mit unterschiedlichen Bewegungen ihres Körpers und insbesondere des Beckens und kann ihre Erregung kommen und gehen lassen. Ziel ist dabei herauszufinden, wie die

Erregung hergestellt werden kann. Beide können so weit herumexperimentieren, bis ein Orgasmus sich bei der Frau oder beim Mann einstellt.

Es geht um das Erlernen von Sicherheit im Umgang mit den Bewegungen und den Umgang mit der entstehenden Erregung. Orgasmus ist anfänglich nicht erwünscht, sondern vorher soll innegehalten werden, um die Stärke zurückzunehmen. Später erst kann ein Orgasmus zugelassen werden, er ist aber kein Maßstab für das Gelingen der Übung.

- *VII Koitus in anderen Stellungen*

Das Paar behält die vorherigen Übungen bei und findet andere angenehme und lustvolle Stellungen unter Zuhilfenahme von manueller Stimulation heraus.

Sexuelle Wünsche können ausgetauscht und überprüft werden, ob sie auch andere Stellungen oder Varianten beinhalten. Keinesfalls sollte auf das Streicheln verzichtet werden, sondern das Paar sollte wissen, dass das Risiko jetzt besonders groß ist, zu alten Verhaltensweisen zurückzukehren.

5.2.2.2 Besprechung der „Hausaufgaben"

Was erfragt wird:
– Besprechung der unterschiedlichen Erfahrungen des Paares
– Häufigkeit und Zeitpunkt des Streichelns
– Initiative (von wem ausgehend)
– Streichelarten
– Reaktionen auf aktives und passives Streicheln (Abneigungen und Angenehmes)
– Art der gegenseitigen Rückmeldung und Formulierung von Wünschen
– Gefühle, Gedanken und Handlungen nach Abschluss der Übung

Zirkuläres Fragen Prinzipiell sollte jede Frage beiden gestellt werden und darauf geachtet werden, dass jede/jeder für sich spricht. Günstig ist es, die Frau jeweils zu fragen, wie sie den Bericht des Mannes erlebt und umgekehrt. Dabei können die Paare manchmal für sie erstaunliche, gegenseitige neue Entdeckungen machen und Missverständnisse ausräumen.

Probleme mit dem Koitusverbot: Das Koitusverbot dient dazu, die bisherigen Enttäuschungen und Ängste, die damit verbunden waren, zu reduzieren, um Zärtlichkeit und Nähe wieder angstfrei erleben zu können. Manche Männer äußern wegen des Koitusverbots Probleme; ihnen sollte gesagt werden, dass auftretende Probleme erst besprochen werden können, wenn sie auch erlebt werden und sie sich zunächst darauf einlassen sollten, um die Probleme dann besprechen zu können.

Neue Erfahrungen: Die ersten Übungen stellen die meisten Paare auch vor Hürden, die sie überraschen: z. B. wie schwer es ihnen fällt, gemeinsame Zeit zu erübrigen, zärtlich zueinander sein zu wollen und davor Scheu zu haben, Ängste, sich dem anderen auszuliefern, anschaubar zu sein oder abgelehnt und unattraktiv gefunden zu werden. Sie erleben aber auch, dass sie etwas Neues gemeinsam erfahren können. Die Frau erfährt u. U. zum ersten Mal, dass sie, ohne Schuldgefühle empfinden zu müssen, Kontrolle über das Geschehen behalten kann und der Mann vielleicht, dass er ohne gleich sexuell handeln zu „müssen", sich fallen lassen kann. Solche Erfahrungen lassen sich auf dem Hintergrund der jeweiligen Biographien verstehen und führen zu größerem gegenseitigen Verständnis.

Angstüberwindung und neue Vorlieben

Interpretationen von Ängsten: Die Aufgaben des Therapeuten oder der Therapeutin bestehen bei Blockierungen, Widerständen oder immer wiederkehrenden Ängsten und Ablehnungen, dies im Rahmen der jeweiligen Biographie oder der Partnergeschichte zu kommentieren und vorsichtig zu interpretieren. Eine Interpretation sollte immer hypothetisch sein und dem Paar Gelegenheit bieten, eigene Bedeutungen zu geben.

Subjektive Bedeutungen haben Vorrang

Variation von Übungen: Falls Übungen zu unangenehm oder angstvoll werden, so sollen sie variiert werden, ein Rollentausch stattfinden oder die Übung abgebrochen und verschoben werden. Das ist deshalb sinnvoll, weil die Paare nicht eine Wiederholung ihrer alten Enttäuschungen inszenieren sollen. Sie sollen dabei Erfahrung mit ihren unterschiedlichen Wünschen machen und sich der Forderung stellen, Ablehnungen und Wünsche auch zu äußern, ohne Angst vor den Folgen zu haben.

Wiederholung von Enttäuschungen vermeiden

Egoistische Wünsche: Wichtig ist, die Verantwortlichkeit für sich selbst und das Recht auf „egoistische" Wünsche zu betonen. Manche Paare haben die Einstellung, dass Liebe, Nähe und Verständnis heißt, gleiche Auffassungen zu haben oder die Wünsche des anderen wissen zu müssen. Diese Paare haben eine starre Vorstellung von Harmonie und trauen sich nicht, die Differenz zwischen ihnen zu erfahren.

Recht auf Egoismus

Verhinderung von Leistungsorientierung: Sind Paare besonders euphorisch in ihren Berichten, wie angenehm und schön eine Erfahrung sei, wird dem Paar vermittelt, dass die Übungen nicht immer befriedigend sein werden und sie dies auch nicht erwarten sollten. Jede Situation kann individuell neu erlebt werden. Auf diese Weise sollen erneut entstehende Leistungsorientierungen verhindert werden und eine Prophylaxe für den späteren Alltag erreicht werden.

„Euphorische" Erwartungen

95

5.2.3 Probleme bei Sensate Focus und koitalen Praktiken

5.2.3.1 Probleme bei Sensate Focus

Störende Rahmenbedingungen und individuelle Probleme

Arentewicz und Schmidt (1993) nennen einige häufig auftretende Probleme:

– *Helligkeit und Nacktheit:* Die Paare schämen sich voreinander und möchten sich nicht dem anderen Blick aussetzen; vielleicht haben sie auch Angst, nicht attraktiv genug zu sein.

– *Feuchte Küsse und Speichel:* Wendet sich die Frau z. B. beim Küssen ab, erlebt das der Mann als kränkend (dies kann Ekel vor dem Speichel sein, aber auch real vorhandener Mundgeruch).

– *Berührungsängste:* Zurückzucken und Kitzelgefühle sind Hinweise auf mangelnde Entspannung z. B. wegen Ängsten oder „falschen" Streichelns oder nicht-kommunizierter Ablehnung.

– *Leistungsorientiertheit:* Wartet die Frau z. B. immer darauf, endlich erregt zu werden oder wird deutlich, dass sie ihr Erleben an dem des Partners misst, sollte noch mehr darauf eingegangen werden, dass niemand das erwartet.

– *Kommunikationsprobleme:* Vorwürfe, Kränkungen, Unterstellungen weisen auf solche Probleme hin, auch Missdeutungen von Handlungen oder Gesprächsinhalten („Das sagt er nur, weil er weiß, wie er mich kränken kann" oder „Sie hat gar keine Angst, sie will nur nicht").

– *Regelübertretungen:* Die Übertretung von Regeln bedeutet manchmal eine gemeinsame Allianz gegen die Therapeuten und Therapeutinnen. Häufig drücken sich hier Dominanzprobleme des Paares aus, weil einer oder eine zur Regelverletzung drängt. Der Sinn der Regeln sollte nochmals erörtert werden.

– *Vermeidungsverhalten:* Die meisten der oben dargestellten Probleme sind auch Vermeidungen, sich mit den eigenen Anteilen auseinanderzusetzen; um Übungen nicht durchführen zu müssen, werden auch nachvollziehbare Gründe genannt, sie sollten aber immer therapeutisch in Frage gestellt werden und die momentane Priorität der Therapie betont werden.

– *Sexuelle Erregung bei Sensate Focus I:* Berichtet die Frau bei den anfänglichen Übungen davon, so sollte nochmals betont werden, dass es darauf jetzt nicht ankäme, damit sie sich nicht weiter selbst unter Druck setzt; berichtet der Partner davon, so sollte er dies hinnehmen und warten bis die Erregung nachlässt, während die Frau berichtet, inwieweit sie dies unter Druck setzt.

– *„Unerwünschter" Samenerguss des Mannes:* Auch wenn der Mann vorher keinen vorzeitigen Samenerguss hatte, so kann dieses Problem auftauchen. Es sollte beruhigend versichert werden, dass dies nach längerer Enthaltsamkeit normal sei und sich auch wieder verlöre; die Frau wird exploriert, wie sie dies erlebt habe. Meistens fühlt sie sich unter

Druck gesetzt, und der Mann sollte lernen, seine Erregung frühzeitig wieder abklingen zu lassen, indem anders z. B. gestreichelt oder unterbrochen wird.

5.2.3.2 Probleme bei koitalen Praktiken

– *Erneute Leistungsangst:* Die Assoziationen mit früheren negativen Erlebnissen oder der Angst davor wird stärker und wird deshalb damit in Verbindung gebracht.
– *Einführung ist nicht möglich:* 1. Der Mann kann jetzt selbst unter Leistungsdruck geraten, darüber hinaus fehlt ihm u. U. das Streicheln. Dies ist für die Frau (und auch für den Mann) häufig etwas Neues und entlastet sie ihrerseits. 2. Die Scheide der Frau ist nicht feucht genug, hilfreich können Salben und (unparfümierte) Cremes sein.
– *Samenerguss bei ersten Bewegungen:* Die Erregung des Mannes kann so stark sein, dass ein Samenerguss sehr schnell erfolgt. Es sollte dann eine Pause eingelegt werden und dann erneut das Glied stimuliert werden, damit die Frau das Glied einführen kann.
– *Frühere Symptome treten erneut auf:* Dies ist meistens mit großer Enttäuschung verbunden; es sollte nichts dramatisiert werden, sondern auf vorherige Abschnitte, in denen das Paar Entspannung genossen hatte, verwiesen werden.

5.2.4 Zusätzliche Behandlungselemente

Wenn Frauen besonders unerfahren im Hinblick auf ihren eigenen Körper, angespannt und ängstlich sind oder sich abgestoßen fühlen, sind zusätzliche Behandlungselemente in die Therapie zu integrieren. Die für die Frauen konzipierten Übungen können bei den beteiligten Partnern zu Gefühlen der Verunsicherung führen, wenn nicht ähnliche Elemente für sie eingeführt werden.

Individueller Therapieplan

5.2.4.1 Körperliche Selbsterfahrung und Masturbation

Die körperliche Selbsterfahrung zielt darauf ab, dass die Frau mit ihrem Körper vertrauter wird und sich der Befürchtung, unattraktiv zu sein und (vermeintliche) körperliche Mängel zu haben, stellt und sich damit auseinandersetzt. Besonders erfolgversprechend sind diese Übungen bei primären Erregungs- und Orgasmusstörungen. Übungen zum Vertrautwerden mit dem eigenen Körper gehen meistens den Masturbationsübungen voran. Neue Empfehlungen werden erst gegeben, wenn die Frau eine Übung mehrere Male als angenehm oder nicht ängstigend erlebt hat. Die Frau sollte sich neben dem Sensate Focus Programm allein 2 x Zeit für ca. 20 bis 30 Minuten dafür nehmen. Diese Übungen sind auch Teil von Einzel- oder Gruppentherapien (s. Kapitel 5.4).

Übungen zum Vertrautwerden mit eigenem Körper
– den ganzen Körper von allen Seiten mit großem Spiegel betrachten – die Genitalien mit kleinem Spiegel betrachten – die Genitalien auf sensible Bereiche erkunden – die Genitalien erkundend stimulieren

Konfrontation mit eigenem Körper

Die meisten Frauen haben Probleme, ihren Körper zu akzeptieren, und stellen Mängel im Hinblick auf dessen Attraktivität heraus. Sie vermeiden selbst die Betrachtung, in der sexuellen Interaktion aber befürchten sie die Betrachtung und Ablehnung durch den Partner. Um die Ängstlichkeit für diese Übung herabzusetzen, wird empfohlen, vorher zu baden und sich zu entspannen; meistens gelingt die Konfrontation dann besser. In der gemeinsamen Besprechung mit dem Partner können dann Korrekturen solcher dysfunktionalen und abwertenden Selbstbewertungen vorgenommen werden. Frauen sind dann oft verblüfft, dass ihre Partner sie nicht so negativ sehen und sie selbst anderen Frauen gegenüber eine liebevollere und duldsamere Einstellung haben.

Erkundung genitaler Regionen

Sexualängstliche Frauen kennen nur in wenigen Fällen ihre eigenen Genitalien; die für die Betrachtung und Untersuchung ungünstige Lage fördert dies noch. Sie werden aufgefordert, äußere und innere Lust(Scham)lippen, die Klitoris und den Übergang zum After genau zu betrachten, auch um Vorstellungen von Unreinheit korrigieren zu können. Dazu sollten sie die Lust(Scham)lippen auseinanderziehen, um unterschiedliche Färbungen registrieren zu können. Oft finden sie ihr Geschlecht hässlich, und erst nach mehreren Übungen gelangen sie zu einer mit sich selbst versöhnenden Sichtweise, unterstützt durch die Betrachtung von weiblichen Genitalien aus Lehrbüchern, Erotika usw.. Sie sollten nicht überredet werden, es schön zu finden, wozu Therapeuten und Therapeutinnen neigen, sondern es geht um die Akzeptanz des eigenen Geschlechts.

Beim Erkunden von sensiblen Zonen soll die Frau unterschiedlich intensiv ihre Lust(Scham)lippen und ihre Klitoris streicheln oder massieren, nachdem sie sie eingeölt hat. Dabei soll sie auf angenehme aber auch auf unangenehme Gefühle und Gedanken achten. Erst nachdem sie die bei dieser Übung entstehenden Erwartungsängste und unangenehmen Gefühle verloren hat, wird zur nächsten Übung übergegangen.

Selbststimulation

Sensible Zonen können sich verändern, so dass die Frau erstaunt sein kann, dass bei sexueller Erregung andere Bereiche als vorher bei stärkerem Druck sensibler reagieren. Darauf sollte sie in der letzten Übung vorbereitet sein,

98

um dann mit Unterstützung von sexuellen Phantasien gezielt Erregung herzustellen. Sie sollte mit der Erregung spielen, sie vergehen lassen und sie wieder herstellen. Ein Orgasmus wird sich bei orgasmusgestörten Frauen selten sofort einstellen. Erwünscht ist auch nur die Kompetenz zur Herstellung von Erregung und deren Genuss.

Das Wissen um die eigenen sensiblen Zonen und darum, wie viel Zeit und Entspannung für ihre Erregung notwendig ist, kann dann in der Paartherapie ab Sensate Focus III aufgenommen werden.

Das Masturbationsprogramm von LoPiccolo und Lobitz (1972) hat mit einigen Variationen allgemein Anerkennung gefunden und sieht 9 Stufen vor:

Aufeinander aufbauende Stufen

Neun-Stufen-Programm von LoPiccolo und Lobitz
1. Betrachtung des eigenen Körpers und Geschlechts und Vergleich mit Zeichnungen
2. Untersuchung des Geschlechtsteils mit der Hand (ohne Stimulation)
3. Erkunden von Arealen im Genitalbereich, die angenehm sind
4. Ausprobieren von manueller Stimulation (wo, wie und wie intensiv)
5. Steigerung von Intensität und Ausdauer
6. Empfehlung der Benutzung eines Vibrators (zur Entlastung von Anstrengung)
7. manuelle Stimulierung in Anwesenheit des Partners
8. der Partner soll die Frau manuell stimulieren
9. der Partner stimuliert manuell die Frau während des Koitus

Ein Orgasmus kann auf jeder Stufe erlebt werden; alle Stufen sollten aber geübt werden. Dieses Programm ist in die Paartherapie integrierbar, wird aber gerade für Frauen ohne Partner wichtig (s. Kapitel 5.4).

5.2.4.2 Beckenbodenübungen nach Kegel

Bei der sogenannten Kegel-Übung (nach Kegel, 1952; zit. bei Hertoft, 1985), soll die Frau ihren PC-Muskel (Musculus Puboccocygeus) anspannen, diese Anspannung für ein paar Sekunden halten und dann den Muskel entspannen. Entdecken und trainieren kann die Frau den Muskel beim Urinieren: Wenn sie den Urinstrahl kurzfristig anhält und wieder loslässt, wird sie ihn spüren. Sie kann ihn auch spüren, wenn sie sich auf die Knie hockt und die Gesäßmuskeln anspannt. Die Kegel-Übung ist überall unbemerkt durchzuführen und beugt auch langfristig Ansätzen zum Gebärmuttervorfall im Alter vor. Die Erfahrungen, die mit dieser Übung gemacht werden, können beim koitalen Experimentieren genutzt werden und bei der Behandlung des Vaginismus in die Übung mit den Stäben integriert werden.

Bisher ist der Nachweis eines positiven Einflusses auf das sexuelle Erleben für die Kegel-Übung zwar nicht erbracht, sie ist aber auch z.B. geeignet, Gewebe zu trainieren, das durch Operationen oder Geburten geschädigt wurde. Erfolgreich ist die Übung zur Behandlung von Harninkontinenz, einer Problematik, die ihrerseits die Sexualität beeinträchtigt. Darüber hinaus kann sie den Frauen zu einem bewussteren Körperempfinden verhelfen und ihre Möglichkeiten der Aktivität und Kontrolle schärfen.

5.2.4.3 Behandlung von Aversion und Ekel

Die Aversion kann gegen sexuelle Betätigung insgesamt, sie kann aber auch gegen bestimmte mit Sexualität verbundene Aspekte bestehen. Der Geruch des anderen oder eigenen Körpers, Speichel, Sperma, die eigene Scheidenfeuchtigkeit, bestimmt Körperteile oder auch Haare können Ekel auslösen. Im Verlauf einer Paartherapie kommt es, wenn nicht schon vorher bekannt, manchmal gerade bei den intensiveren Sensate Focus Übungen zu Blockaden, die mit solchen Ekelgefühlen zu tun haben können. Die Offenlegung ist sehr schwer, weil die Furcht, den anderen zu verletzen, besonders groß ist. Besteht der Ekel in tatsächlich unangemessenem Hygieneverhalten des Mannes, so wird nach Überwindung der Kränkung, dies doch leicht zu beheben sein. Unangemessene Ekel- und Aversionsgefühle haben meistens eine persönliche Geschichte, die durch Assoziationen und die damit verbundenen Gefühle aufgedeckt werden können und die durch vermittelte Einstellungen, durch Erlebnisse in der Biographie oder in der Partnergeschichte entstanden sein mögen. Bei Ekel vor Körperflüssigkeiten kann dies auch mit Ängsten vor Ansteckung mit Krankheitserregern verbunden sein. Solche Reaktionen sind meist klassisch konditioniert und benötigen deshalb nach einer biographischen Einordnung einen sukzessiven therapeutischen Prozess der Annäherung an das Ekel auslösende Moment.

Die sukzessive Annäherung z.B. an Sperma, könnte zunächst über Ähnlichkeiten mit anderen Flüssigkeiten beginnen z.B. Massageöl, Sahne oder Sonnenmilch. Passend zum Aufbau der Streichelübungen kann ab der Phase des stimulierenden Streichelns das Ejakulat des Mannes zu spielerischen weiteren Erprobungen genutzt werden, zunächst anschauen, dann berühren, riechen und evtl. durch verreiben in der Hand die Konsistenz prüfen. Es kann auch geschmeckt werden. Dabei ist es wichtig, die Gefühle, Gedanken und Bewertungen in der Therapie zu erfragen, um zu einer Neubewertung zu kommen, ohne dass die Therapeutin oder der Therapeut die Patientin dazu überredet.

5.2.4.4 Das kognitive Element in der Sexualtherapie

Überwindung von Mythen

Vorstellungen, Wünsche, Erwartungen und sexuelle Einstellungen werden bereits am Beginn der Therapie erfragt. Solche Kognitionen werden aber manchmal erst im Verlauf der Therapie offensichtlicher. So treten Wissenslücken, die sich mit Mythen oder überstiegenen Erwartungen gefüllt haben, deutlicher hervor. Sie sollten durch Anschauungsmaterial und Informationen z.B. über sexuelle Abläufe, und über Unterschiede zwischen den Geschlechtern überwunden werden können.

Auch die Information darüber, dass sexuelles Erleben immer von der Bedeutung, also Kognitionen, die sie erfahren, mitgesteuert wird, ist bedeutsam. Auch diese werden gelernt und können auf dem Hintergrund der persönlichen Biographie betrachtet werden. Die Kommunikation der unterschiedlichen daraus resultierenden sexuellen Handlungspläne führt zu mehr gegenseitigem Verständnis.

Identifikation von störenden Kognitionen

Dysfunktionale Kognitionen, die den Ablauf stören, können identifiziert werden, wenn die Frau und der Mann ihre spontanen Gefühle und Gedanken bei den Übungen offen legen. Die Übungen selbst führen zuweilen zu einer veränderten Sichtweise und damit zu neuen Handlungsplänen, da es die Tendenz gibt, neue eigene Handlungen wieder in ein Einstellungsmuster zu integrieren.

Eine Frau mit sexuellen Problemen kann dazu neigen,

- zu katastrophisieren, indem sie befürchtet, verlassen zu werden, wenn sie sexuell nicht funktioniert,
- „schwarz-weiß" zu denken, indem sie annimmt, dass sexuelle Erregung nur möglich ist, wenn alle Probleme geklärt sind,
- zu generalisieren, indem sie bei Misserfolgsgefühlen glaubt, sie ändere sich nie,
- negative Sichtweisen zu betonen und dabei Positives nicht zu sehen,
- bei „Misserfolgen" sich selbst die Schuld und Verantwortung zuzuschreiben und bei „Erfolgen" die eigene Beteiligung nicht anzuerkennen bzw. abzuwerten.

Der mit der Frau gemeinsam behandelte Partner könnte dazu neigen,

- Verantwortung für die Störung an die Frau zu delegieren und Co-Therapeut zu spielen,
- Sexualität mit Liebe zu verwechseln, indem der Beweis für die Liebe gut funktionierender Sex sein muss,
- Sexualität als etwas „Natürliches" und spontan wirksames anzusehen; so könnte er sich der Kritik an dem u.U. von ihm erzeugten Druck zu entziehen versuchen,

- zu glauben, Sexualität müsse immer leidenschaftlich sein und mit einem Koitus oder Orgasmus enden,
- zu glauben, das eigene sexuelle Empfinden sei vergleichbar mit dem der Frau, man müsse es ihr nur zeigen.

Diskrepante Kognitionen beim Paar

Dysfunktionale Befürchtungen kann das Paar auf ihren Wirklichkeitsgehalt hin überprüfen: z.B. wird der Partner wirklich die Frau verlassen, wenn sie sexuell weiterhin nicht funktioniert? Oder: Was würde es bedeuten, wenn das sexuelle Erleben der Frau dem des Mannes absolut gleiche. Wo bliebe die Neugier, die Spannung, herauszufinden, was anders ist? Müsste er dann nicht sogar die gleichen Empfindungen wie sie kennen, da ja die Gleichheit auch umgekehrt gilt. Wichtig ist, die Unterschiede von dysfunktionalen Kognitionen und Verhaltensplänen zwischen der Frau und dem Mann herauszuarbeiten und die Veränderbarkeit zu betonen.

5.2.4.5 Der Einsatz von sexuellen Phantasien

Phantasieren üben

Die Erhöhung der Phantasietätigkeit und deren inhaltliche Erweiterung auch ohne andere therapeutische Elemente hat einen positiven Einfluss auf sexuelle Störungen (Gromus, 1993; Zimmer, 1985). Sexuelle Phantasien können Wünsche abbilden und Hinweise auf subjektive Bedingungen für lustvollen Sex deutlicher machen. Darüber hinaus können sie sexuelle Erregung erleichtern und sie geben die Möglichkeit, neues Verhalten kognitiv neu auszuprobieren.

Neubewertung des Phantasierens: Um das Phantasieren nutzen zu können, müssen zunächst Schuldgefühle seinetwegen bearbeitet werden, dabei ist es für die Frau (und auch den Mann) erleichternd zu hören, dass Phantasien für sexuell zufriedene Menschen eine Bereicherung und allgemein verbreitet sind. Entlastend ist auch der Hinweis, dass nicht alle Phantasien direkte Wünsche sind, sondern dass sie „übersetzt" werden können. So kann die Phantasie, sich vor anderen Männern auszuziehen, bedeuten, dass die Frau sich wünscht, attraktiv gefunden zu werden.

Phantasien kommunizieren? Die Kommunikation von Phantasien ist aus folgenden Gründen problematisch: der Partner kann sie tatsächlich als Kränkung und Ablehnung verstehen, oder die Phantasie verliert ihren individuell erregenden Wert, weil sie kommuniziert wurde. Auch kann der Partner eine Phantasie als direkte Aufforderung verstehen, sich so wie in der Phantasie zu verhalten. Darüber sollte mit dem Paar gesprochen und Verständigungsreglements getroffen werden. Ziel ist dabei die Akzeptanz von sexuellen Phantasien.

Entwicklung von Phantasien: Um überhaupt sexuelle Phantasien zu entwickeln, kann erotische Lektüre oder ein Wiedererinnern von angenehmen körperlichen oder sexuellen Erlebnissen empfohlen werden. In der Phantasie können bisher vermiedene sexuelle Interaktionen kognitiv ausprobiert und langsam gesteigert werden. Die Patientin kann zunächst andere Personen phantasieren und dann die eigene Person ins Zentrum setzen. In der Phantasie ist alles erlaubt, und sie kann sich auch ohne eigene Erregung kognitiv vorstellen, wie sie sich dann verhielte. Solche sexuellen Phantasien müssen nicht an sexuelles Verhalten gebunden sein, sie können aber z. B. bei Masturbationsübungen und ab Sensate Focus III eingebracht werden und u. U. dann auch kommuniziert werden (s. Kapitel 5.2.4.1 und Kapitel 5.2.2.1).

Probefeld für neues Verhalten: In sexuellen Phantasien kann die Frau (und der Mann) unbekanntes Feld betreten und Sexualität neu bewerten. Frauen, die sich bisher passiv und vermeidend sexuell verhalten haben, können sich ausmalen, wild und verlangend zu sei, ohne dies auch wirklich sein zu müssen. Sie können aber versuchen zu spüren, ob sich etwas Neues für sie auftut und sie können im Gespräch mit ihren Partnern überprüfen, wie diese darauf reagieren würden. Manchmal fehlt zur Durchführung von neuem Verhalten auch eine innere Vorstellung davon, so dass diese erst entwickelt werden müsste.

5.2.5 Modifikationen der Behandlung bei einzelnen Störungen

5.2.5.1 Modifikation bei Vaginismus

Die Behandlung des Vaginismus weicht in einigen Punkten von der Behandlung der anderen weiblichen sexuellen Störungen ab: dem Paar werden Erklärungen zum Wirkmechanismus des Vaginismus in Verbindung mit der biografischen Lebensgeschichte und individuellen Erklärungsansätzen angeboten und die körperliche Selbsterfahrung initiiert. Darauf aufbauend wird nach dem oben beschriebenen Programm des Sensate Focus verfahren (siehe auch die Karte „Modifikation der Paarbehandlung bei Vaginismus" im Anhang des Buches).

Zusatzelemente

Hegarstifte: Ab Sensate Focus III, mit erkundendem, nicht stimulierendem Streicheln, können Hegarstifte eingesetzt werden, von denen fünf Größen benutzt werden (ab 10 mm bis 26 mm; in Spezialgeschäften für ärztliche Geräte zu bestellen). Die Frau kann entscheiden, ob sie evtl. lieber ihre eigenen Finger (erst ein Finger, dann zwei) für diese Übungen nutzen möchte. Nachteil der Stäbe ist die Ablehnung von solch technischem Gerät. Die eigenen Finger zu benutzen, erfordert allerdings Geschicklichkeit und es sind kleinere Verrenkungen nötig, je nach Statur. Die Entscheidung trifft die Frau, nachdem sie die Hegarstifte gesehen, befühlt und evtl. auch ausprobiert hat.

Vor- und Nachteile von Hegarstiften

> **Beachte:** Therapeuten und Therapeutinnen, die die Hegarstifte selbst ablehnen, verstärken vorhandene, ablehnende Gefühle der Frau.

Der Einsatz der Stifte zielt nicht auf eine Weitung der Vagina; dies ist dem Paar deutlich zu erklären. Er zielt darauf ab, die Frau und im weiteren Verlauf auch den Partner erkennen zu lassen, dass die Scheide sich anpassen kann, wenn die Frau entspannter und angstfreier ist. Darüber hinaus kann die Frau erleben, dass sie selber bestimmen kann, wie sie mit der Instruktion der Entspannung die Stäbe einführt. Ich plädiere dafür, dass die Frau dies zunächst alleine ausprobiert, um sich ganz auf ihre Empfindungen konzentrieren zu können und sich autonom und sicher darin fühlt, wie die Stäbe eingeführt werden.

Hegarstifte anfangs ohne Partner

Zusätzliche Übungen: Neben dem Programm des Sensate Focus soll die Frau anfangs allein und später mit ihrem Partner zwei zusätzliche Sitzungen durchführen, die dem Erleben der Einführung der Stäbe oder der Finger dienen. Sie sollte ihren Scheideneingang mit Gleitcreme einschmieren, sich auf den Rücken legen, mit einer Hand die inneren und die äußeren Lust(Scham)lippen auseinanderspreizen und mit der anderen Hand den ebenfalls mit Gleitcreme eingeriebenen und vorgewärmten ersten, dünnsten Stab langsam in ihre Scheide einführen. Dabei sollte die Krümmung des Stabes nach oben zeigen (oder der Finger leicht gekrümmt werden) und nicht steil von oben oder unten eingeführt werden. Ist die Einführung erschwert, hilft manchmal die Anspannung der Bauchmuskeln.

Sehr genaue Anweisungen

Tauchen Missempfindungen auf, so sollte der Stab dort belassen werden, die Frau sich entspannen und sie sollte auf ihre Empfindungen und deren Veränderungen achten. Gelingt die Entspannung und Akzeptanz des Stabes, kann die Frau den Stab tiefer einführen – bis auf ca. 10 cm. Er sollte dann ca. 10 Minuten dort verbleiben. Die Frau kann entscheiden, wann sie den Partner entweder zum Zuschauen oder zum selber Tätigwerden hinzuzieht. Es ist wichtig, dass er diese Übung miterlebt, damit seine Gefühle eruierbar bleiben, er sich nicht vernachlässigt fühlt, motiviert bleibt, und erlebt, dass die Frau und ihre Scheide ohne Schmerzen etwas aufnehmen kann.

Die kleineren Stäbe werden von den jeweils größeren abgelöst. In der Übung soll die Frau vor dem nächst größeren jeweils die bereits akzeptierten kleineren Stäbe kurz einführen. Um der Frau mehr Sicherheit zu verschaffen, sollte sie unter Beibehaltung des Stabes sich vermehrt im Liegen bewegen und die Einführung der Stäbe in einer Hockhaltung üben. Um dabei ihre Möglichkeiten der Steuerung zu erleben, kann sie dann auch die vorher erlernten Kegel-Übungen anwenden (s. Kapitel 5.2.4.2). Ist sie in der Lage, die unterschiedlichen Größen der Stifte oder ihre Finger tief einzuführen, ohne Angst und Anspannung zu spüren, so wird auch mit koitalen Praktiken begonnen. Die Einführung des Penis sollte dann in der Hockstellung der Frau stattfinden. Im weiteren Verlauf findet die Behandlung wie in Kapitel 5.2.2.1 beschrieben statt, und die Stäbe werden nicht weiter benötigt (außer bei Rückfällen).

Besondere Probleme in der Behandlung des Vaginismus bestehen in:
– der Akzeptanz der Stäbe (zu technische Handhabung), – der empfundenen Wertlosigkeit des Mannes, – Angst der Frau vor der Größe des Penis in Bezug zur Stabgröße (Penis ist weicher und schmiegsamer), – Schmerz und Angst lässt sich nicht überwinden; dann Problematisierung von Partnerkonflikten, – möglicher Konflikt bei der Frau: die Angst vor einem zukünftigen Kinderwunsch des Mannes, – möglicher Konflikt beim Mann: Angst, der Frau durch die Einführung des Penis Schmerzen zu bereiten oder Angst vor dem „Verschwinden" des Penis in der Vagina.

5.2.5.2 Modifikation bei sexueller Inappetenz und sexueller Aversion

Oft verweisen *Appetenzstörungen* auf Konflikte in der Paarbeziehung. Stellt sich heraus, dass die Frau ihre Lust verloren hat, weil sie die sexuellen Aktivitäten ihres Partners ablehnt oder diese ihren Wünschen nicht entsprechen, so ist anzunehmen, dass sie wenig Selbstvertrauen hat, um ihre Ziele in der Beziehung durchzusetzen. Für beide Probleme, Partnerprobleme sowie Selbstunsicherheit der Frau, können eine nicht sexuell orientierte Partnertherapie oder eine Einzeltherapie erforderlich sein. Sind allerdings beide gewillt, an ihrem Verhalten etwas zu ändern, so kann der Sensate Focus ein guter Beginn dafür sein.

Fokus auf Partnerkonflikten

In der Therapie *sexueller Aversionen* werden in Verbindung mit dem Sensate Focus spezifische Programme zur Desensibilisierung für die die Aversion auslösenden Gegebenheiten integriert und besonderer Wert auf die dysfunktionalen damit verbundenen Kognitionen gelegt. Beispielhaft wird eine gleichzeitig mit der Paartherapie stattfindende Therapie einer Spermaaversion im folgenden Kasten aufgezeigt. Die Übungen für die Frau können auch zeitlich vor der Paartherapie stattfinden.

Systematische Desensibilisierung

105

Integration der Paartherapie bei sexueller Aversion	
Übungen des Paares	**Übungen der Frau ohne Partner**
Streicheln ohne Genitalien (Sensate Focus I)	Suche nach ähnlichen Flüssigkeiten und kognitive Vergleiche
Streicheln mit oberflächlicher Berührung der Genitalien (Sensate Focus II)	Experimente mit Anschauen und Berühren
Erkundendes Streicheln auch der Genitalien ohne Stimulation (Sensate Focus III)	Experimente mit Flüssigkeiten Riechen, auf dem Körper Verreiben, evtl. Schmecken
Stimulierendes Streicheln (Sensate Focus IV)	Experimente (schrittweise) mit Ejakulat

Weitere gemeinsame Übungen mit Sensate Focus

Und gemeinsame Experimente mit Flüssigkeiten

Und gemeinsame Experimente mit Ejakulat

Fortführung mit koitalen Experimenten

Integration individueller Besonderheiten Ist die Entscheidung bei einer Appetenzstörung für die Paartherapie gefallen, werden neben dem üblichen Programm des Sensate Focus und koitalem Experimentieren ebenso individuelle Besonderheiten für die Frau integriert.

Bei dieser Störung ist die Entwicklung der Motivation zur Veränderung besonders wichtig. Zur Einstimmung auf neue Erfahrungen tragen auch die Entwicklung von sexuellen Phantasien bei (s. Kapitel 5.2.4.5).

Neuer systemischer Ansatz Neuerdings wird von Clement (2001) ein von Schnarch (1991) übernommener systemischer Ansatz zur Paartherapie der Appetenzstörungen vorgestellt, der nicht die sexuellen Ängste im Zentrum der Therapie sieht, sondern sich an der Entwicklung eines neuen Begehrens orientiert. Ziel ist bei dieser Therapie eine neue Leidenschaftlichkeit in der Paarbeziehung zu

Integration der Paartherapie bei Appetenzstörungen	
Übungen des Paares	**Übungen der Frau**
Streicheln ohne Genitalien (Sensate Focus I)	Betrachtung des eigenen Körpers und des Geschlechts, kognitive Vergleiche
Sensate Focus I	Untersuchung der Genitalien mit der Hand (ohne Stimulation)
Sensate Focus I	Angenehme Areale erkunden
Sensate Focus I	Ausprobieren von manueller Stimulation
Streicheln mit oberflächlicher Berührung der Genitalien (Sensate Focus II)	Steigerung von Intensität und Ausdauer der manuellen Stimulation
erkundendes Streicheln auch der Genitalien ohne Stimulation (Sensate Focus III)	weitere Steigerung von Intensität und Ausdauer der manuellen Stimulation

↘ ↙

weitere gemeinsame Übungen mit Sensate Focus I–IV

↓

Experimentieren mit Lust und Erregung

↓

Fortführen mit koitalen Experimenten

entwickeln und über die Offenlegung von Phantasien, sexuellen Wünschen und inneren Inszenierungen, die bisher unausgesprochen waren, neue Entdeckungen zu machen. Sie werden in der Therapie aufgefordert, z. B. ihr ideales sexuelles Szenario zu entwickeln, ohne Rücksicht auf den Partner zu nehmen. Auch Verschreibungen von lustabträglichem Sex zur Identifikation von bisher die Lust einschränkendem Verhalten und Rollenspiele von individuell früher als erotisch und reizvoll erlebten sexuellen Situationen kommen dabei zum Einsatz. Der Frau und ihrem Partner wird dabei ein hohes Maß an Bereitschaft zur Konfrontation und Irritation abgefordert.

5.3 Effektivität und Prognose

Erfolgreiche Paartherapien
Die hohen Erfolgsquoten bei der Paartherapie, die von Masters und Johnson berichtet wurden, haben sich später zwar nicht ganz bestätigt, berichtet werden aber Erfolgsquoten von 50 bis 80 % in Abhängigkeit von der Art der sexuellen Störung (Zimmer, 1985; Schmidt, 2001). Arentewicz und Schmidt (1993) zeigen, dass 35 % aller Paare in der Hamburger Studie „geheilt" sind und keine Symptome mehr berichten. Vergleichbar mit internationalen Studien erreichen etwa 3/4 der Paare eine deutliche Besserung des sexuellen Symptoms, der sexuellen Zufriedenheit und der Beziehung. Die Therapiestudien zeigen, dass Vaginismus am verlässlichsten erfolgreich therapiert werden kann (zwischen 70 und 90 %). Geringere Erfolge durch die Paartherapie sind bei Orgasmusstörungen zu verzeichnen (Hawton, 1992; Schover & Leiblum, 1994; Wiedermann, 1998).

Neben den Verbesserungen der sexuellen Funktion hat sich bei fast 2/3 die Partnerschaft positiv entwickelt, dadurch dass sie offener und weniger aggressiv miteinander umgehen.

Stabile Verläufe
Langzeituntersuchungen (zwei bis 4 Jahre) zeigen die Stabilität der Erfolge; dabei haben die Geheilten die stabilsten Verläufe; 28% verbessern ihr sexuelles Erleben noch gegenüber dem Therapieende. Bei gering ausgeprägten Erfolgen kommt es vermehrt wieder zu Funktionsstörungen (Clement & Schmidt, 1986).

Setting nicht bedeutsam
Das Setting entscheidet nicht über den Therapieerfolg: so kann auch ein Therapeut oder eine Therapeutin statt eines Therapeutenpaares die Therapie durchführen, sie kann „massiert" durchgeführt werden und sie kann verteilt über mehrere Wochen stattfinden. (Bei einer „massierten" Therapie werden die Paare in einem Hotel untergebracht und kommen in der Regel jeden Tag in die Therapie.)

Gruppenprogramme
Vergleichbar gute Ergebnisse gegenüber der Paartherapie für Frauen mit Orgasmusstörungen erbringt das von LoPiccolo und Lobitz (1972) entwickelte Neunstufenprogramm für Frauen (s. Kapitel 5.2.4.1) und die Gruppentherapien für Orgasmusstörungen von Frauen, die bis heute angewandt werden (Barbach, 1974; Leiblum & Ersner-Hershfeld, 1977; Trierweiler 1986).

Behandlungseffekte medikamentöser Therapien für Frauen sind systematisch nicht untersucht worden (Sigusch, 2001a). Berichte kommen über klinische Darstellungen nicht hinaus.

Medizinische Behandlung bei Frauen nicht systematisch beforscht
Über orale Sexualhormonbehandlung oder eine äußerliche Behandlung der Klitoris mit Testosteron wird zwar berichtet, die Effekte sind zweifelhaft (z. B. Davis; 1998). Auch der Einfluss von Psychopharmaka wurde bisher bei Frauen nicht untersucht, obwohl sie neuerlich zur Behandlung sexuel-

ler Ängste wieder empfohlen werden (Kaplan, 2000). Sigusch (2001c) warnt vor solchen Therapien, weil diese kontrasexuelle Wirkung (und Nebenwirkungen) hätten.

Sedativa und Anxiolytika werden zur Behandlung des Vaginismus seit Jahren angewandt und auch klinisch beschrieben, ohne sie allerdings systematisch zu beforschen (Plaut & Rach Beisel, 1997).

5.4 Behandlung von Frauen ohne Partnerbeteiligung

5.4.1 Indikation

Sexualstörungen werden möglichst in Form der Paartherapie behandelt. Es gibt aber eine Reihe von Gründen, die eine Einzeltherapie oder eine Teilnahme an einer Gruppentherapie für Frauen nahe legen. Eine Indikation auf empirischer Grundlage gibt es nicht, sondern sie orientiert sich an den partnerschaftlichen Gegebenheiten und der Verhaltensanalyse der auslösenden und aufrechterhaltenden Bedingungen.

Einzel- oder Gruppenbehandlung

Gründe für Einzel- oder Gruppentherapie mit Frauen
– Der Partner der Frau weigert sich, in die Therapie mitzukommen.
– Die Frau möchte nicht seine Teilnahme (oder verhindert sie).
– Äußere Gründe erlauben keine Teilnahme.
– Die Frau hat keinen Partner.

In der Einzeltherapie sollte die Kommunikation über den Partner soweit wie möglich in den Hintergrund treten und die Frau formulieren, was sie für sich selbst tun kann und Verantwortung für sich selbst übernehmen. Erst in einem späteren Abschnitt könnte sie versuchen, neu Gelerntes in die Partnerbeziehung zu integrieren, wenn sie nicht überhaupt die Partnerschaft in Frage stellt. Unter Berücksichtigung einer systemischen Sichtweise ist davon auszugehen, dass Änderungen bei der Frau auch Änderungen beim Mann und in der Beziehung nach sich ziehen.

Äußere Gründe für eine Nichtteilnahme des Partners sollten als Vermeidungsverhalten überprüft werden; sie können aber real in Wochenendbeziehungen, Auslandsaufenthalten oder durch beeinträchtigende Erkrankungen oder Behinderungen bestehen. In diesen Fällen kann mit ein wenig Flexibilität sporadisch der Partner gemeinsam mit der Frau in der Therapie gesehen werden.

Hat eine Frau mit einer sexuellen Störung keinen Partner, bedarf sie in jedem Fall einer Einzeltherapie (oder Gruppentherapie), wenn sie eine Therapie wünscht. Die Umsetzung wesentlicher Strategien erfolgt mit Hilfe von Phantasieübungen und innerem Probehandeln.

5.4.2 Gruppentherapien für Frauen

Gegenseitige
Motivation

Gruppentherapien wurden vorrangig mit Frauen durchgeführt, die an (primären) Orgasmusstörungen leiden. Andere Störungsgruppen sind denkbar, scheitern aber oft an dem Mangel an rechtzeitiger Zusammenstellung von vorhandenen Patientinnen. Wenn Gruppentherapien zustande kommen, profitieren die Frauen von den Erfahrungen anderer Frauen, fühlen sich entlastet, lassen sich durch die gegenseitige Motivierung besser auf Übungen ein und können eher Neubewertungen vornehmen.

Möglichst
individuelles
Vorgehen auch
in der Gruppe

Der Nachteil von Gruppentherapien besteht darin, dass individuelle Therapiepläne, die aufgrund der Verhaltensanalyse notwendig wären, im geringeren Ausmaß möglich sind, sondern thematisch Inhalte und Abläufe vorgegeben sind. Sind genügend Frauen bereit zu einer Therapie, so sollte eine Gruppentherapie durchgeführt werden, da die Frauen auch andere soziale Fertigkeiten in der Gruppe erlernen können; außerdem machen sie auch den Therapeutinnen Spaß. Solche Gruppen sollten eher von Frauen durchgeführt werden.

Gruppentherapien sind eine Mischung aus körperbezogenen Selbsterfahrungsübungen, einer Bearbeitung von Ängsten und Konflikten im Rahmen der Sexualität und der eigenen Geschlechtsidentität (Barbach, 1977; Strauß 2001; Trierweiler, 1986). Die körperbezogenen Übungen beziehen sich auf eine größere Selbstakzeptanz, Auseinandersetzungen mit der eigenen Attraktivität und Erfahrungen mit Masturbationsübungen.

Therapie-
elemente

> **Folgende aufeinander aufbauende Elemente sind für die Gruppentherapie mit Frauen bedeutsam:**
>
> – Klärung von Informationsdefiziten zur Sexualität der Frau und des Mannes,
> – die Identifikation und Bearbeitung von sexuellen Mythen und ihr Einfluss auf sexuelle Erwartungen und Ängste,
> – Entspannungsübungen gegen Verkrampfungen und Angst,
> – Konfrontation mit dem eigenen Körper, Kennenlernen des Körpers, Diskussion und Neubewertung von Attraktivitätsidealen,
> – Übungen der Beckenbodenmuskulatur (Kegel-Übung),
> – Experimentieren mit sexueller Erregung,
> – Koitales Experimentieren in der Phantasie, Probehandeln,
> – Transfer in reale Partnerkonstellationen.

Je nach Zusammenstellung der Gruppe kann auch ein Training sozialer und kommunikativer Fertigkeiten vorangestellt werden. Allerdings können Frauen, die sexuell ängstlich und unsicher sind, in anderen Bereichen sehr kompetent sein. Kompetenzen werden dann spezifisch in Bezug auf Selbstsicherheit im Kontakt- und Flirtverhalten erlernt. Die Konfrontation mit Ängsten und Erwartungen im Hinblick auf die Sexualität und auf das Äußern von sexuellen Wünschen sowie Ablehnungen sind weitere Themen und werden in die Entwicklung von realen Beziehungen transferiert.

5.4.3 Einzeltherapie

Vorteil von individuellem Therapieplan

Der Vorteil der Einzeltherapie gegenüber einer Gruppentherapie besteht in der auf der Verhaltensanalyse aufbauenden individuellen Therapieplanung (zur Verhaltensanalyse s. Kapitel 3.5). Bisherige Lebensziele und Erwartungen an eine Partnerschaft, die Verwirklichung von Interessen sowie Umgang mit Stress und Entspannung ergeben weitere Anhaltspunkte dafür, welche spezifischen Defizite und Ressourcen vorhanden sind und welche der Elemente in der Therapie vorrangig sind.

Aus den Informationen leitet sich die individuelle Therapieplanung ab. Hier soll nur der auf die sexuelle Problematik bezogene Ablauf dargestellt werden. Für weitere Informationen kann auf Kaplan (2000), Zimmer (1985) und Barbach (1977) zurückgegriffen werden. Appetenzstörungen benötigen besonders am Anfang eine starke Konzentration auf den Abbau von Erwartungshaltungen und dysfunktionalen Kognitionen, um die Motivation zu stärken. Sind spezielle Aversionen und Abneigungen vorhanden, werden individuelle Bausteine entwickelt (s. Kapitel 5.2.4.3). Dyspareunien müssen sehr genau in bezug auf somatische Anteile untersucht werden. Bei Vaginismus-Reaktionen wird die Übung mit den Hegarstäben (oder den Fingern) als Extraprogramm mit Übungen in der Vorstellung und mit Phantasien integriert (s. Kapitel 5.2.5.1 und Kapitel 5.2.4.5).

Aufeinander aufbauende Schritte

Frauen, die keinen Partner haben, und deren sexuelle Störung sie hindert, einen Partner zu suchen, haben häufig unangemessene Vorstellungen von männlichen Reaktionen. Allerdings kann man sie nicht vor negativen Erfahrungen bewahren. In Rollenspielen können negative Bewertungen und Reaktionen eines potentiellen Partners (z. B. Verächtlichmachen oder Abwertung des weiblichen Körpers) und Bewältigungsmöglichkeiten erarbeitet werden. Diese können in konkret darauf Bezug nehmenden verbalen Reaktionen, in der frühzeitigen Differenzierung solcher Männer und Abstand von diesen zu nehmen bestehen, um die eigene Selbstachtung zu wahren. Frauen, die keinen Partner haben, haben es manchmal schwer, ihre Bedingungen für sexuelle Gefühle und Erregung bzw. einen Koitus zu kommunizieren, z. B. dass sie mehr Zeit bräuchten. Sie befürchten eine Ablehnung ihrer Vorstellungen, die sie vielleicht tatsächlich schon früher erfahren haben.

Therapieschritte in der Einzeltherapie
Bei Frauen, deren Partner nicht an den therapeutischen Sitzungen teilnehmen:
– Information über das individuelle Störungsmodell und Besprechung der Biographie,   – Bearbeitung dysfunktionaler Kognitionen und Mythen in Bezug auf weibliche und männliche Sexualität und Partnerschaft,   – Neunstufenprogramm nach LoPiccolo und Lobitz mit anschließender Partnerintegration (s. Kapitel 5.2.4.1),   – Entwicklung und Ausbau sexueller Phantasien,   – Transfer in eine Partnerbeziehung.
Zusätzlich dazu bei Frauen ohne Partner:
– Systematische Desensibilisierung besonders Angst auslösender Situationen unter schrittweiser Bearbeitung der konkreten Situationen in der Phantasie bei der Masturbation; dabei soll die Frau auf ihre Gefühle achten und bei Aufkommen von Angst die Phantasie einstellen und ein zuvor gelerntes Entspannungsverfahren anwenden,   – partnerbezogene Ängste in Rollenspielen erarbeiten,   – Erlernen der Kommunikation von Wünschen und Ablehnung,   – Kommunikation von eigenen Bedingungen für guten Sex,   – Umgang mit Ablehnung durch den Partner,   – Erlernen der Argumentation für den Gebrauch von Kondomen,   – Erlernen von sexueller Kommunikation.

Falsche Ideale über Partnerschaft und Männer

Falsche Ideale an eine zukünftige Partnerschaft könnten identifiziert und bearbeitet werden. Überhöhte Maßstäbe an die Attraktivität eines Partners verhindert die Kenntnis dessen, was Frauen vielleicht wirklich vermissen: z. B. Nähe, gemeinsame Interessen oder einen ähnlichen Lebensstil. Gegen Ende der Therapien kann die Veränderung von solchen Einstellungen oder auch die Akzeptanz eines Lebens ohne Partner im Zentrum stehen. Dann geht es um eine Neuorientierung, nämlich noch mehr eigene Interessen zu entwickeln und eigene Aktivitäten aufzubauen.

5.5 Somatische Therapie

Beachte: Isolierte somatische Therapien bei sexuellen Störungen gibt es im streng genommenen Sinn für Frauen nicht, obwohl es vielfältige Ansätze zur Erhöhung von sexueller Erregung und zur Reduktion von Ängsten im Hinblick auf die Sexualität gegeben hat (Kaplan, 2000; Sigusch, 2001c).

Bei starker Verspannung können Angstlöser tatsächlich zu einer Erhöhung der Erlebnisqualität beitragen. Da aber die Attribution einer subjektiv erlebten positiven sexuellen Veränderung in der Regel auf das Medikament erfolgt, ist nur in Ausnahmefällen dazu zu raten und nur in Verbindung mit einer Sexualtherapie zu akzeptieren. Auch müsste das Medikament so bald als möglich abgesetzt werden (Ausschleichen). Bei sexuellen Störungen, die mit depressiven Reaktionen einhergehen, scheinen Stimmungsaufheller zu einer Erhöhung der Appetenz beizutragen.

Attribution von Fortschritten auf Medikamente

Auch bei der Gabe von Hormonen, z. B. bei Frauen in den Wechseljahren, ist ein evtl. konstatierter Erfolg nicht eindeutig zuzuordnen. Zwischen der Gabe von Hormonen und einem insgesamt gesteigerten Wohlbefinden und der daraus u. U. entwickelten Verbesserung der sexuellen Aktivität und verbessertem Erleben ist bisher nicht zu trennen. Gleichwohl kann im Einzelfall, auch in Abhängigkeit von den Wünschen der Frau, durchaus zur Hormonsubstitution geraten werden. Androgene, die zu Appetenz- und Erregungssteigerung beitragen sollen, sind für Frauen in ihrer Wirkung nicht nachgewiesen und können unangenehme Nebenwirkungen, wie Bartwuchs und eine tiefere Stimme, haben und sind kontraindiziert.

Hormone und Wohlbefinden

Die Wirkung von Aphrodisiaka, wie z. B. der Ginseng- oder Alraunwurzel wird zwar individuell ausprobiert; Wirkungen auf die sexuelle Reaktion bei Frauen sind nicht bekannt. Auch das aus Rindenextrakten gewonnene und für Männer als erfolgreich geltende Yohimbin ist in der Wirkung auf Frauen relativ unbekannt. Hier wird aus den Erfolgen bei Männern auf die bei Frauen nur geschlossen.

Wirkung bei Frauen nicht bekannt

Die bei Männern angewandten, euphorisch gefeierten und auch scharf kritisierten Behandlungen mit einer neuen Gruppe von Medikamenten, selektiven Phosphodiesterasehemmer, Sildenafil (Viagra), hat dazu geführt, solche Medikamente auch für die Behandlung von Frauen in Betracht zu ziehen. Sildenafil hat auf erektiles Gewebe (Schwellkörper) einen Einfluss, ein Gewebe, das im Prinzip auch bei Frauen vorhanden ist. Es könnte also angenommen werden, dass die Durchblutung der Geschlechtsteile der Frau und die Lubrikation gefördert werden. Sigusch (2001c) und Bancroft (2000) zeigen aber auf, wie sehr die Medikalisierung der weiblichen Sexualität dabei von ökonomischen Interessen getragen ist und den Blick noch mehr als bisher auf die weibliche Sexualität versperren könnte.

Medikalisierung weiblicher Sexualität

6 Weiterführende Literatur

Sexualberatung und -therapie:

Arentewicz, G. & Schmidt, G. (Hrsg.). (1993). *Sexuell gestörte Beziehungen* (3. Aufl.). Stuttgart: Enke.

Hoyndorf, S., Reinhold, M. & Christmann, F. (1995). *Behandlung sexueller Störungen.* Weinheim: Psychologie Verlags Union.

Buddeberg, C. (1996). *Sexualberatung* (3. Aufl.). Stuttgart: Enke

Sigusch, V. (Hrsg.). (2001a). *Sexuelle Störungen und ihre Behandlung.* Stuttgart: Thieme.

Körperliche Erkrankungen und sexuelle Störungen:

Sigusch, V. (2001b). Organogenese sexueller Funktionsstörungen. In V. Sigusch (Hrsg.), Sexuelle Störungen und ihre Behandlung. (S. 224-260). Stuttgart: Thieme.

Zettl, S. & Hartlapp, J. (1997). *Sexualstörungen durch Krankheit und Therapie.* Berlin: Springer.

Eicher, W. (Hrsg.). (1980a). *Sexualmedizin in der Praxis.* Stuttgart: Fischer.

Psychologie der Frau:

Franke, A. & Kämmerer, A. (Hrsg.) (2001). *Klinische Psychologie der Frau.* Göttingen: Hogrefe.

7 Literatur

Akkermann, A., Betzelt, S. & Daniel, G. (1990). Nackte Tatsachen. Ergebnisse eines lesbischen Forschungsprojekts. *Zeitschrift für Sexualforschung, 1,* 31-24.

Alberoni, F. H. (1987). *Erotik. Weibliche Erotik, männliche Erotik – was ist das?* München: Piper.

Annon, J. S. (1974). *The behavioral treatment of sexual problems.* Vol. 1. Honolulu: Enabling Systems.

Arentewicz, G. & Schmidt, G. (Hrsg). (1993). *Sexuell gestörte Beziehungen* (3. Aufl.) Stuttgart: Enke.

Bancroft, J. (1985). *Grundlagen und Probleme menschlicher Sexualität.* Stuttgart: Enke.

Bancroft, J. (2000). Die Medikalisierung sexueller Probleme von Frauen. *Zeitschrift für Sexualforschung, 13,* 69-76.

Barbach, L. (1974). Group treatment of pre-orgasmic women. *Journal of Sexual and Marital Therapy, 1,* 139-145.

Barbach, L. (1977). *For yourself.* Berlin: Ullstein.

Beck, A. T. (1995). *Beck-Depressions-Inventar* (BDI, deutsche Bearbeitung von Hautzinger, M., Bailer, M., Worall, H. & Keller, F.). Weinheim: Beltz Test.

Beitchman, J., Zucker, K., Hood, J., Dacosta,G., Aman, D., Cassavia, E. (1992). A review of the long-term effects of child sexual abuse. *Child Abuse and Neglect, 16,* 101-118.

Beutel, M. (1988). *Bewältigungsprozesse bei chronischen Erkrankungen.* Weinheim: Edition Medizin, VCH.

Boeger, A. & Mantey, C. (1998). Sexuelle Erfahrungen und Einstellungen junger Erwachsener. *Zeitschrift für Sexualforschung,11,* 130-148.

Böhm, A. & Rohner, R. (1988). Sexualverhalten von Studenten und AIDS. *Zeitschrift für Sexualforschung, 1,* 222-230.

Bretschneider, J. G. & McCoy, N. L. (1988). Sexual interest and behavior in haelthy 80- to 102-year-olds. *Archives of Sexual Behavior, 17,* 109-129.

Buddeberg, C. (1996). *Sexualberatung.* (3.Aufl.) Stuttgart: Enke.

Buddeberg, C., Bass, B. & Gnirss-Bormet, R. (1994). Die lustlose Frau, der impotente Mann. *Familiendynamik, 19,* 266-280.

Clement, U. (1990). Empirische Studien zu heterosexuellem Verhalten. Zeitschrift für Sexualforschung, 4, 289-319.

Clement, U. (2001). Systemische Sexualtherapie. *Zeitschrift für Sexualforschung, 14,* 95-112.

Clement, U. & Schmidt, G. (1986). Therapieergebnisse. In G. Arentewicz & G. Schmidt (Hrsg.), *Sexuell gestörte Beziehungen.* (S. 60-133). (2. Aufl.). Berlin: Springer.

Crenshaw, T.L. (1999). *Die Alchemie von Liebe und Lust.* München: dtv.

Crombach-Seeber, B. & Crombach, G. (1986): *Fragebogen zur sexuellen Interaktion – Neugestaltung.* Tübingen: DGVT.

Düring, S. (2001). Probleme der weiblichen Entwicklung. In V. Sigusch (Hrsg.), *Sexuelle Störungen und ihre Behandlung.* (S. 53-65). Stuttgart: Thieme.

Eicher, W. (Hrsg.). (1980a): *Sexualmedizin in der Praxis.* Stuttgart: Gustav Fischer.

Eicher, W. (1980b) Gynäkologie. In W. Eicher (Hrsg.), *Sexualmedizin in der Praxis.* (S. 21-106). Stuttgart: Gustav Fischer.

Franke, A. & Kämmerer, A. (2001). *Klinische Psychologie der Frau.* Göttingen: Hogrefe.

Freud, S. (1905/1972). *Drei Abhandlungen zur Sexualtheorie.* Gesammelte Werke, Bd. 5, 5. Aufl. Frankfurt: Fischer.

Giese, H. (1962). *Psychopathologie der Sexualität.* Stuttgart: Enke.

Goldman, R. & Goldman, J. (1983). Children's perceptions of sex differences in babies and adolescents, a cross-national study. *Archives of Sexual Behavior, 12,* 277-294.

Gromus, B. (1993). *Weibliche Phantasien und Sexualität.* München: Quintessenz.

Gromus, B. (1998). Verhaltenstherapie mit Opfern sexueller Gewalt. *Psychotherapeut, 43,* 221-228.

Hagemann-White, C. (1986): *Frauenbewegung und Psychoanalyse* (2. Aufl.). Basel: Stroemfeld/Roter Stern.

Hahlweg, K. (1996): *Fragebogen zur Partnerschaftsdiagnostik (FPD).* Göttingen: Hogrefe

Hahlweg, K., Schindler, L. & Revenstorf, D. (1998) *Partnerschaftsprobleme: Diagnose und Therapie.* (2. aktual. u. vollst. überarb. Aufl.). Berlin: Springer.

Hartmann, U. (1989). *Inhalte und Funktionen sexueller Phantasien.* Stuttgart: Enke.

Hawton, K., Catalan, J., Martin, P., Fagg, J. (1986). Long-term outcome of sex therapy. *Behavior research and therapy, 24,* 49-72.

Helfferich, C. (1987). Verlangte Vernunft, verweigerte Verantwortung? In M. Simmel (Hrsg.), *Weibliche Sexualität.* (S. 39-66). Braunschweig: Holtzmeyer.

Hertoft, P. (1989). *Klinische Sexologie.* Köln: Deutscher Ärzte-Verlag.

Hettlage-Varjas, A. (1987). Frauen zwischen Wunsch, Angst und Tröstungen. In M. Simmel (Hrsg.), *Weibliche Sexualität.* (S. 18-30). Braunschweig: Holtzmeyer.

Hite, S. (1977). HITE-Report. Das sexuelle Erleben der Frau. München: Bertelsmann.

Hoch, Z. (1980). The orgasmic reflex in the female – its "sensory arm". *Journal of Sexual Education and Therarpy, 6,* 4-7.

Holzbecher, M., Klodwig, B., Kroder, U., Soine, S., Stein-Hilbers, M. (2000). Diskriminie-rungs- und Gewalterfahrungen lesbischer Frauen. *Zeitschrift für Sexualforschung, 13,* 40-63.

Hoyndorf, S., Reinhold, M. & Christmann, F. (1995). *Behandlung sexueller Störungen.* Weinheim: Psychologie Verlags Union.

Jehu, D. (1979). *Sexual dysfunction.* A behavioral approach to causation, assessment and treatment. New York: Wiley.

Jensen, S. B. (1984): Sexual function and dysfunction in younger married alcoholics. *Acta psychiatrica. Scandinavia, 69,* 543-549.

Kaplan, H. (1983). *Sexualtherapie.* Ein neuer Weg für die Praxis (2.Aufl.). Stuttgart: Enke.

Kaplan, H. S. (2000). *Sexualtherapie bei Störungen des sexuellen Verlangens.* Stuttgart: Thieme.

Kinsey, A. C., Pomeroy, W. B., Martin, C. E. & Gebhard, P. H. (1953). *Sexual behavior in the human female.* Philadelphia: Saunders.

Kitzinger, A. (1986). *Sexualität im Leben der Frau.* (2. Aufl.). München: Biederstein.

Klusmann, D. (1999). *Warum gibt es Gefühle?* Eine Einführung in die Evolutionspsychologie. Unveröffentlichtes Manuskript. Universitätskrankenhaus HH-Eppendorf, Abt. für Med. Psych.

Knopf, M. (1993). Sexuelle Kontakte zwischen Frauen und Kindern. *Zeitschrift für Sexual-forschung, 6,* 23-35.

Kockott, G. (1977). *Sexuelle Störungen, Verhaltensanalyse und -modifikation.* München: Urban & Schwarzenberg.

Kockott, G. & Fahrner, E.-M. (2000). *Sexualstörungen des Mannes.* Fortschritte der Psy-chotherapie, Bd. 9. Göttingen: Hogrefe.

Lange, C. (1992). Lust, Macht und Gewalt in alltäglichen Beziehungen. *Verhaltenstherapie und psychosoziale Praxis, 24,* 287-296.

Langer, D. & Langer, S. (1988). *Sexuell gestörte und sexuell zufriedene Frauen: Eine empi-rische Untersuchung an Selbstdarstellungen von Frauen.* Bern: Huber.

Laumann. E.O., Paik, A. & Rosen, R. C. (1999). Sexual dysfunction in the United States, Prevalence and predictors. *Journal of American Medical Association, 6,* 537-544.

Laux, L., Glanzmann, P., Schaffner, P., Spielberger, C. D. (1981). *Das State-Trait-Angst-inventar (STAI).* Weinheim: Beltz-Test.

Lazarus, A. A. (1963). The treatment of chronical frigidity by systematic desensitization. *Journal of nerval and mental Disease, 136,* 272-278.

Leiblum, S. R. & Ersner- Hershfield, R. (1977). Sexual enhancement groups. *Journal of Sexual and Marital Therapy, 3,* 139-152.

LoPiccolo, J. & LoPiccolo, L. (1978). *Handbook of sex therapy.* New York: Plenum Press.

LoPiccolo, J. & Lobitz, W. CH: (1972). The role of masturbation in the treatment of orgasmic dysfunction. *Archives of Sexual Behavior, 2,* 163-171.

Lützen, K. & Rosenbeck, B. (1989). Weibliche Sexualität zwischen Medizin und Frauenbe-wegung. *Zeitschrift für Sexualforschung, 2,* 101-118.

Masters, W. H. & Johnson, V. E. (1973). *Impotenz und Anorgasmie.* Hamburg: Goverts, Krüger u. Stahlberg.

Masters, W. H. & Johnson, V. E, (1967). *Die sexuelle Reaktion.* Frankfurt: Akademische Verlagsgesellschaft.

Meulenbelt, A. (1988). *Frauensexualität.* München: Frauenoffensive.

Mittag, O. & Horres-Sieben, B. (2001). Geschlechtsspezifische Unterschiede in der kardiologischen Rehabilitation: Überblicksarbeit. In U. Worringen & C. Zwingmann (Hrsg.), *Rehabilitation weiblich – männlich*. (S. 75-91).Weinheim: Jueventa.

Nathan, S. G. (1986). The epidemiology of the DSM-III psychosexual dysfunctions. *Journal of Sexual and Marital Therapy, 12,* 267-281.

Oliver, M. u. Hyde, J. (1993). Gender differences in Sexuality: A meta-analysis. *Psychology Bulletin, 114,* 29-51.

Pacharzina, K.(1979). Der Arzt und die Sexualität seines Patienten. Ergebnisse einer Studie an 100 Ärzten für Allgemeinmedizin. In V. Sigusch (Hrsg.), *Sexualität und Medizin.* (S. 17-40). Köln: Kiepenheuer & Witsch.

Plaut, S.M. & Rach Beisel, J. (1997). Use of anxiolytic medication in the treatment of vaginismus and severe aversion to penetration: Case report. *Journal of Sexual Education, 22,* 43-45.

RALF Report. Eichner, K. & Habermehl W. (1978). Das Sexualverhalten der Deutschen. Hamburg: Hoffmann und Campe.

Renshaw, D. C. (1988). Profile of 2376 patients treated at Loyola Sex Clinic between 1972 and 1987. *Journal of Sexual and Marital therapy, 3,* 111-117.

Richter-Appelt, H. (1997). Verführung, Trauma, Missbrauch. Gießen: Psychozial.

Richter-Appelt, H. (2000). Sexuelle Funktionsstörungen und weibliche Sexualität. *Zeitschrift für Sexualforschung, 13,* 243-251.

Rosen, R. C., Taylor, J. F., Leiblum, S. R. & Bachmann, G. A. (1993). Prevalence of sexual dysfunction in women: results of a survey study of 329 women in an outpatient gynecological clinic. *Journal of Sexual and marital Therapy, 19,* 171-188.

Schiavi, R. C. & Schreiner-Engel, P. (1986). Lifetime psychopathology in individuals with low sexual desire. *Journal of Nerval and Mental Disease, 174,* 646-651.

Schindler, L., Hahlweg, K., Revenstorf, D. (1998). *Partnerschaftsprobleme: Diagnose und Therapie*. Therapiemanual. (2. aktual. u. vollst. überarb. Aufl.). Berlin: Springer.

Schmidt, G. (1988). *Das Große DER DIE DAS*. Reinbek: Rowohlt TB.

Schmidt, G. (Hrsg.). (1993). *Jugendsexualität. Beiträge zur Sexualforschung 69.* Stuttgart: Enke.

Schmidt, G. (1998). Spätmoderne Sexualverhältnisse. Zum sexualpsychologischen Hintergrund sexualtherapeutischer Arbeit. In B. Strauß (Hrsg.), *Psychotherapie der Sexualstörungen.* (S. 6-15). Stuttgart: Thieme.

Schmidt, G. (Hrsg.). (2000): *Kinder der sexuellen Revolution.* Gießen: Psychosozial.

Schmidt, G., Klusmann, D. & Zeitzschel, U. (1993). Veränderungen 1970-1990 (BRD). In G. Schmidt (Hrsg.), *Jugendsexualität. Beiträge zur Sexualforschung 69,* Stuttgart: Enke.

Schmidt, G., Klusmann, D. Matthiesen, S. & Dekker, A. (1998). Veränderungen des Sexualverhaltens von Studentinnen und Studenten 1966-1981-1996. In G. Schmidt & B. Strauß (Hrsg.), *Sexualität und Spätmoderne.* (S. 118-136). Beiträge zur Sexualforschung 76. Stuttgart: Enke.

Schnabl, S. (1973). *Intimverhalten, Sexualstörungen, Persönlichkeit*. Berlin: VEB Deutscher Verlag der Wissenschaften.

Schnarch, D. (1991). *Constructing the sexual crucial*. New York: Norton.

Schorsch, E., Brand, T., Schmidt, G. & Spengler, A. (1977). Zur Versorgung von Patienten mit sexuellen Störungen. *Sexualmedizin, 6,* 585-588.

Schover, L. R. & Jensen, S. B. (1988). *Sexuality problems and chronic disease: a comprehensive approach*. New York: Guilford press.

Schover, L. R. & Leiblum, S. R. (1994). Commentary: The stagnation of sex Therapy. *Journal of Psychology & Human Sexuality, 6,* 5-30.

Schreurs, K. (1993). Lesbische und heterosexuelle Paare. *Zeitschrift für Sexualforschung, 6*, 321-334.

Sigusch, V. (2001a). *Sexuelle Störungen und ihre Behandlung.* Stuttgart: Thieme.

Sigusch, V. (2001b). Kultureller Wandel der Sexualität. In V. Sigusch (Hrsg.), *Sexuelle Störungen und ihre Behandlung.* (S. 16-52). Stuttgart: Thieme.

Sigusch, V. (2001c). Organogenese sexueller Funktionsstörungen. In V. Sigusch (Hrsg.), *Sexuelle Störungen und ihre Behandlung.* (S. 224-260). Stuttgart: Thieme.

Spector, I. P. & Carey, M. P. (1990). Incidence and prevalence of the sexual dysfunctions: A critical review of the emperical literature. *Archives of Sexual Behavior, 19*, 389-409.

Stöhrer, M. (1980). Die Sexualität des Behinderten. In W. Eicher (Hrsg.), *Sexualmedizin in der Praxis.* (S.495-513). Stuttgart: Gustav Fischer.

Strauß, B. (2001). Die Behandlung sexueller Probleme in der Gruppe. In V. Tschuschke (Hrsg.), *Praxis der Gruppenpsychotherapie.* (S. 271-275). Stuttgart, Thieme.

Strauß, B. & Heim, D. (1999). Standardisierte Verfahren in der empirischen Sexualforschung. *Zeitschrift für Sexualforschung, 12*, 187-236.

Sydow, K. von (1995). Sexuelle Lebensformen älterer Frauen als Thema der psychotherapeutischen, beraterischen und ärztlichen Praxis. *Psychosozial, 18*, 61-70.

Tiefer, L. (1988). A feminist critique of the sexual dysfunction nomenclature. Women and Therapy, 7. 5-21.

Trierweiler, A. (1986). Modell einer Gruppentherapiebehandlung sexueller Dysfunktionen in der Klinik. *Sexualmedizin, 14*, 610-614.

Ullrich, R. & Ullrich, R. (1977). Der Unsicherheitsfragebogen (U-Bogen). München: Pfeiffer.

Wiederholt, I. (1980). Sexualität: normale, deviante (perverse), kriminelle. In W. Eicher (Hrsg.), *Sexualmedizin in der Praxis.* (S.343-387). Stuttgart: Gustav Fischer.

Wiedermann, M. W. (1998). The state of theory in sex therapy. *Journal of Sex Research, 35*, 88-99.

Willi, J. (1975). *Die Zweierbeziehung.* Reinbek: Rowohlt.

Wolpe, J. (1958). *Psychotherapy by reciprocal inhibition.* Stanford: Stanford Univ. Press.

Zerssen. v. D. (1976). *Depressivitätsskala D-S und D-S'.* Manual. Weinheim: Beltz.

Zettl, S. & Hartlapp, J. (1997). *Sexualstörungen durch Krankheit und Therapie.* Berlin: Springer.

Zimmer, D. (1989). *Fragebogen zu Sexualität und Partnerschaft.* Tübingen: DGVT.

Zimmer, D. (1985): *Sexualität und Partnerschaft – Grundlagen und Praxis psychologischer Behandlung.* München: Urban & Schwarzenberg.

8 Anhang

Fort- und Weiterbildung

Regionale Fortbildungsgruppen, die von der Gesellschaft für Sexualfor-schung (DGfS) in Kooperation mit der Akademie für Sexualmedizin und der Gesellschaft für Sexualwissenschaften durchgeführt werden, gibt es in Aachen, Erlangen, Frankfurt am Main, Hamburg, Hannover, Jena, Münster und Osnabrück.

Curricula 1: Sexuologische Basiskompetenzen (Grundversorgung)
Curricula 2: Sexualtherapeutische Weiterbildung

Sprecher des Fort- und Weiterbildungsausschusses der DGfS:
Prof. Dr. Götz Kockott,
Klinik für Psychiatrie der Technischen Universität München,
Klinikum rechts der Isar
Ismaninger Str. 22
81675 München

Weitere Informationen unter: http://www.kgu.de/zpg/sexualwissenschaft

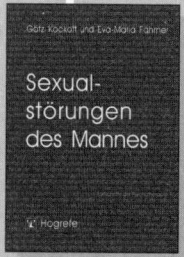
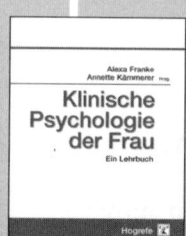
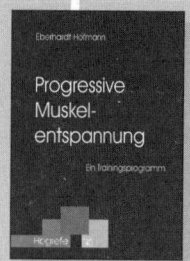
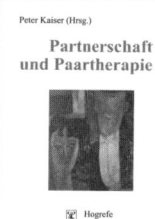